두뇌청춘 명언필사
- 채근담 -

365일 두뇌 건강을 위한 활동

차례

1. 날짜시간 덧셈곱셈·채근담 따라쓰기·숨은 글자 찾기 7

2. 날짜시간 덧셈곱셈·채근담 따라쓰기·도개걸윷모 11

3. 날짜시간 덧셈곱셈·채근담 따라쓰기·같은 종류 이어보기 15

4. 날짜시간 덧셈곱셈·채근담 따라쓰기·말 이동하기 19

5. 날짜시간 덧셈곱셈·채근담 따라쓰기·꼬불꼬불 미로 찾기 23

6. 날짜시간 덧셈곱셈·채근담 따라쓰기·말 이동하기 27

CONTENTS

7. 날짜시간 덧셈곱셈·채근담 따라쓰기·예쁘게 색칠하기 31

8. 날짜시간덧셈 곱셈·채근담 따라쓰기·알듯말듯 퀴즈 35

9. 날짜시간 덧셈곱셈·채근담 따라쓰기·숨은 글자 찾기 39

10. 날짜시간 덧셈곱셈·채근담 따라쓰기·알듯말듯 퀴즈 43

11. 날짜시간 덧셈곱셈·채근담 따라쓰기·주렁주렁 끝말잇기 47

12. 날짜시간 덧셈곱셈·채근담 따라쓰기·예쁘게 색칠하기 51

날짜 시간 덧셈 곱셈 활동 방법

이 활동은 매번 활동을 시작할 때 5분에서 10분 정도 진행하는 좌뇌 운동입니다.
다음 방법으로 활동을 하세요.

1단계 연산

1. 가운데 표 첫째 줄에 연도를 쓰고, 둘째 줄에 날짜, 셋째 줄에 현재 시각을 쓰세요.
   이때 날짜와 시각이 한 자리 숫자면 0을 넣어 두 자리로 쓰세요.
   (예: 6월 1일인 경우 때 0601, 오후 2시 5분인 경우 1405)

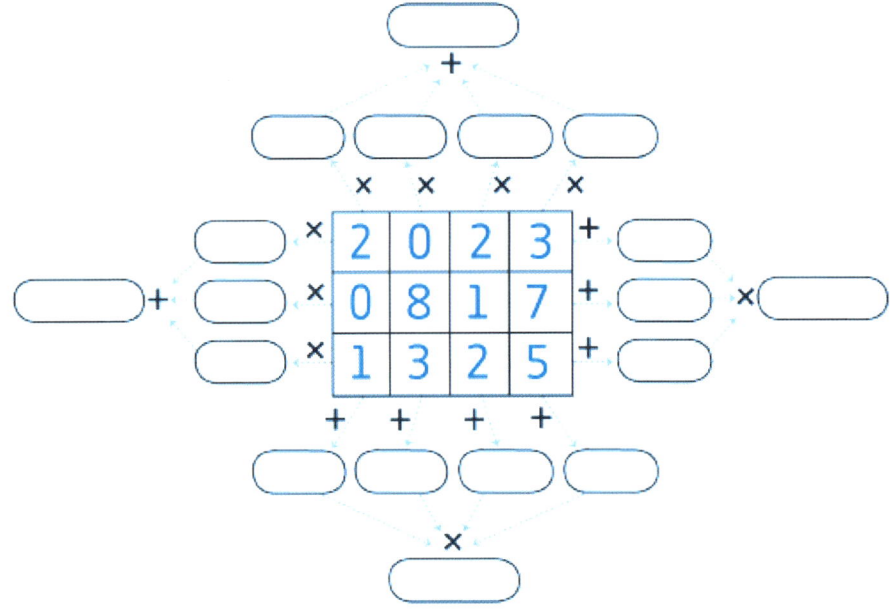

2. 각각의 가로줄의 4개 숫자를 더하여 오른쪽에 쓰고, 곱하여 왼쪽에 쓰세요.
   곱셈할 때 0은 1로 변경하여 곱하세요.

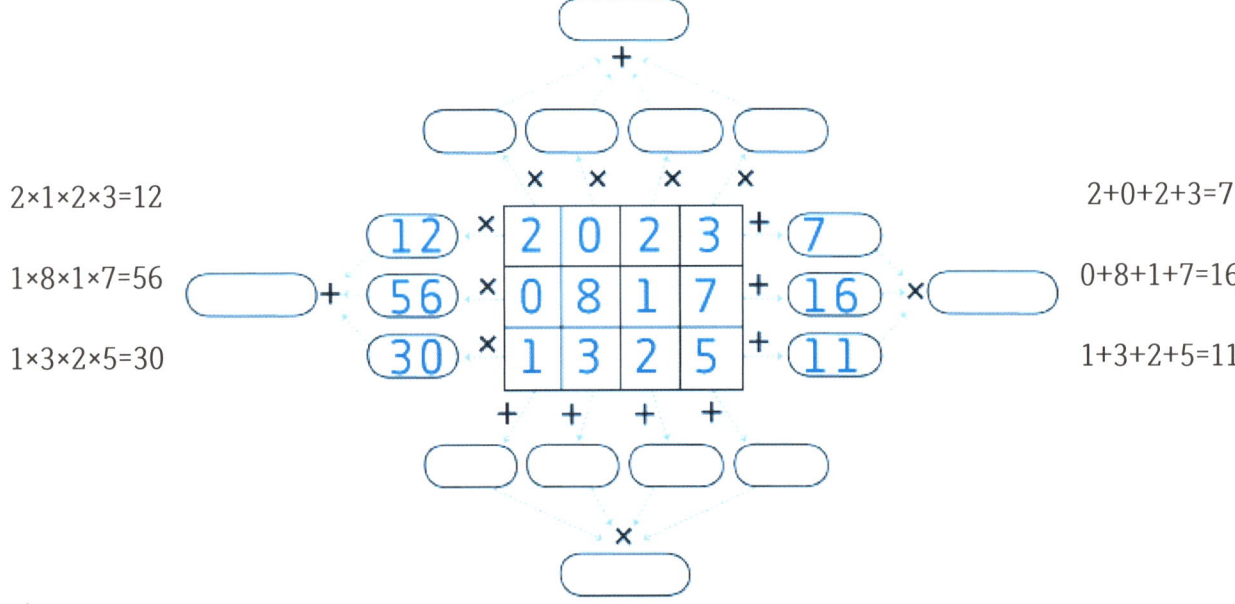

3. 각각의 세로줄의 3개 숫자를 더하여 아래쪽에 쓰고, 곱하여 위쪽에 쓰세요.
   곱셈할 때 0은 1로 변경하여 곱하세요.

2×1×1=2 1×8×3=24 2×1×2=4 3×7×5=105

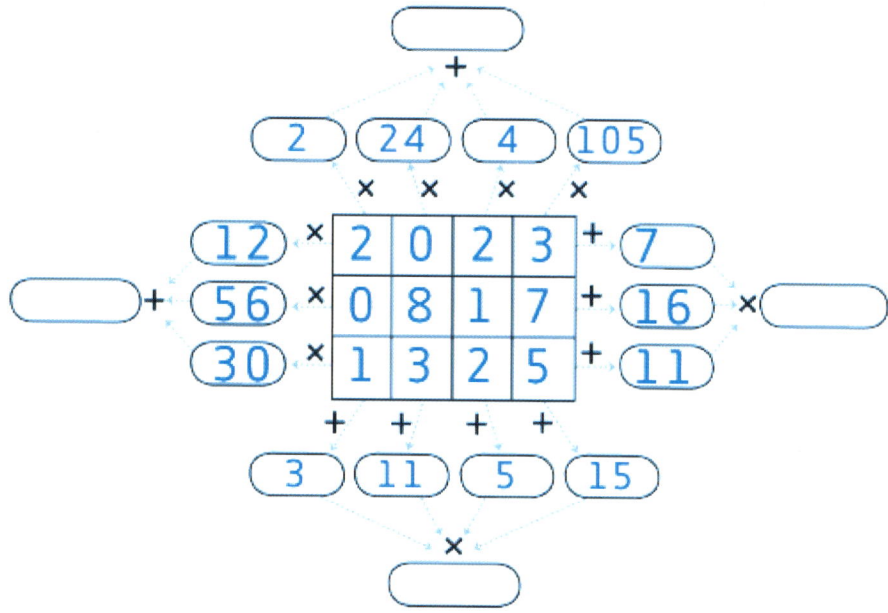

2+0+1=3 0+8+3=11 2+1+2=5 3+7+5=15

2단계 연산

시간이 없거나 2단계 연산이 어렵게 느껴지면 1단계 연산까지만 하세요.
2단계 연산은 1단계 연산의 결과값으로 계산합니다. 오른쪽 3개 숫자를 곱해서 맨 오른쪽 빈칸에, 왼쪽 3개 숫자를 더해서 맨 왼쪽 빈칸에 쓰세요. 아래의 4개 숫자를 곱해서 맨 아래 빈칸에, 위의 4개 숫자를 더해서 맨 위쪽 빈칸에 쓰세요.

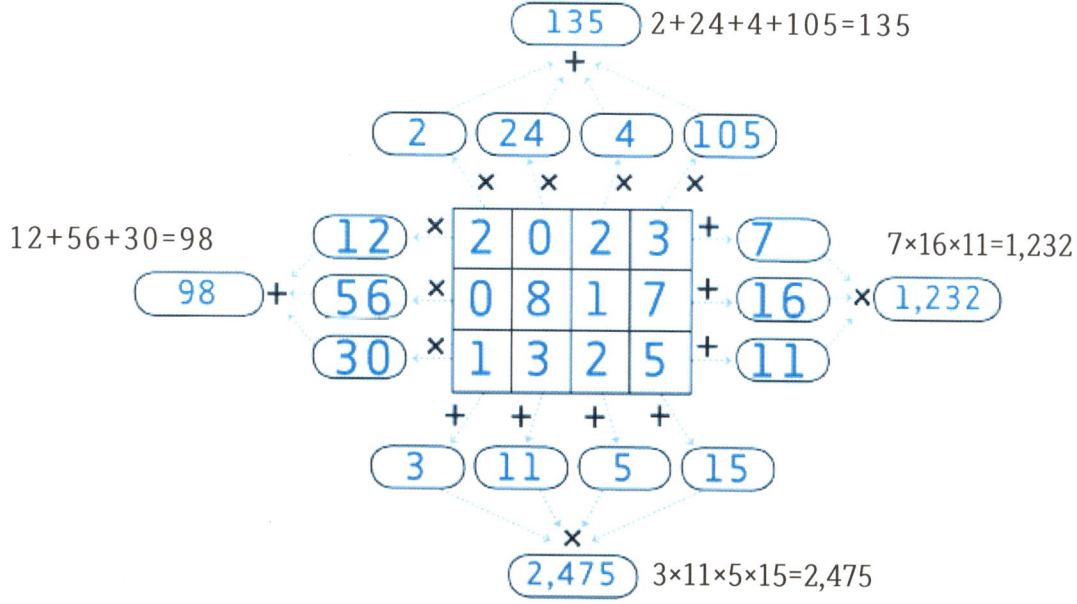

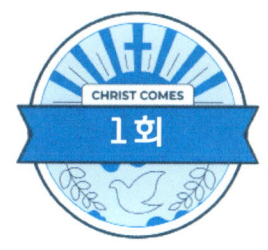

날짜시간 덧셈곱셈

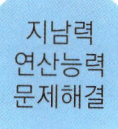

년   월   일

현재 날짜와 시각을 사용하여 '날짜시간 덧셈곱셈' 활동을 하세요. 계산한 뒤, 계산기로 정답을 확인하세요.

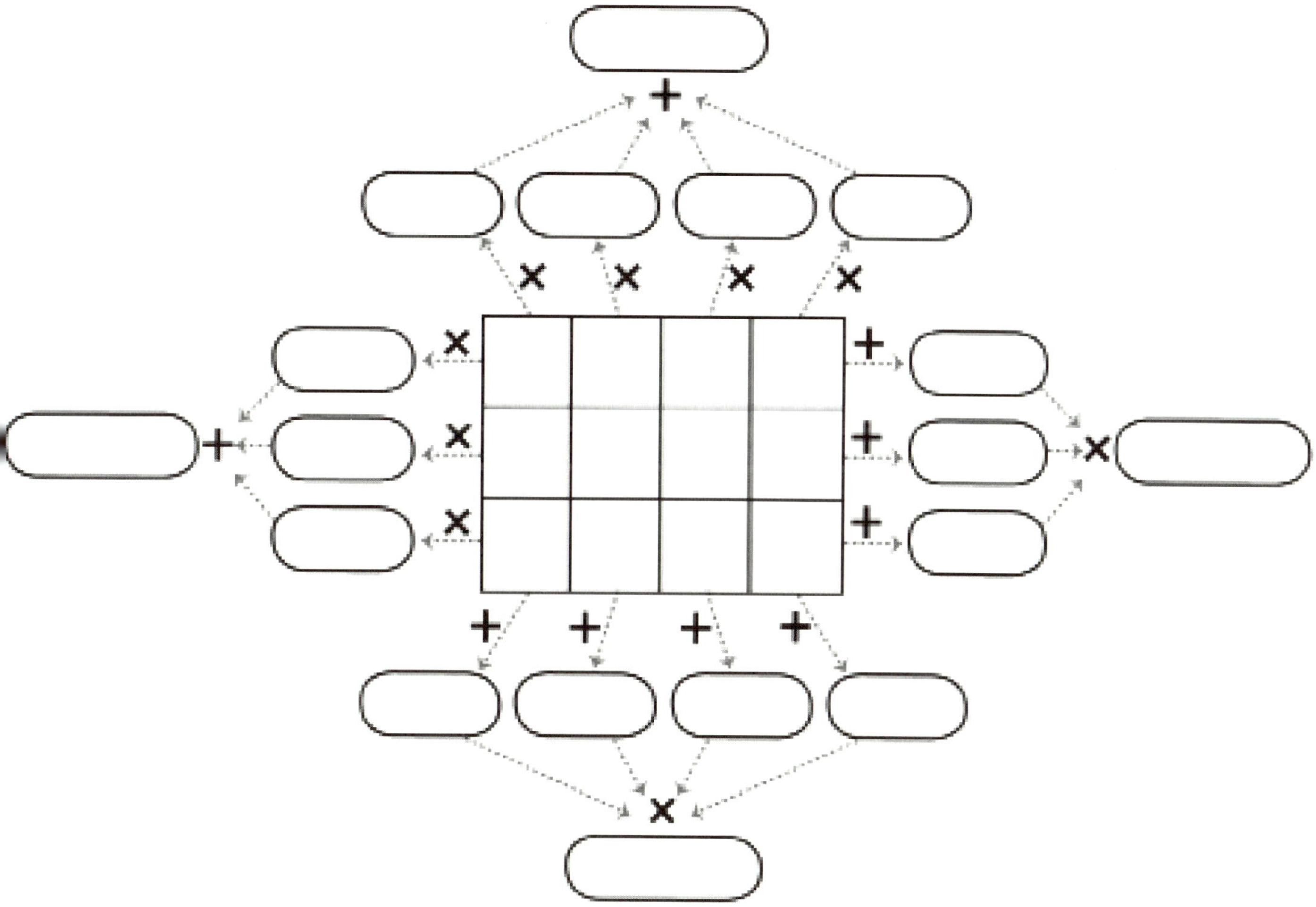

* 날짜시간 덧셈곱셈 활동방법은 4페이지에 잘 정리되어 있습니다.

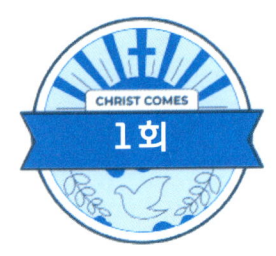

채근담 따라쓰기

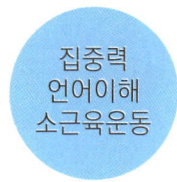

다음의 채근담 내용을 천천히 읽고, 글을 따라서 써보세요.

인간의 도리를 지키며 사는 사람들은 잠깐은 쓸쓸한 생활을 할 수도 있지만 권세를 쫓아 아부하며 살아가는 사람들은 영원히 적막한 삶을 살게 된다. 사물의 이치를 깨달은 사람들은 눈앞의 이익을 꾀하기보다는 삶의 진리를 추구하며 훗날의 명예를 중요하게 생각한다. 그러므로 한때 쓸쓸할지라도 영원히 처량한 삶은 거부한다.

앞에 따라서 쓴 채근담의 의미를 생각하면서 다시 적어보세요.

◎ 따라 쓴 내용을 큰 소리로 읽으면서 '을'과 '를' 글자에 동그라미를 표시하고, 동그라미 개수를 세어 적어보세요. 동그라미 (   )개

◎ 표시한 동그라미 중 3개씩 선으로 이어 삼각형을 최대한 많이 만들고, 만든 삼각형 개수를 세어 적어보세요. 삼각형 (   )개

이 활동은 활동하는 사람에 따라 다른 답안이 나옵니다.

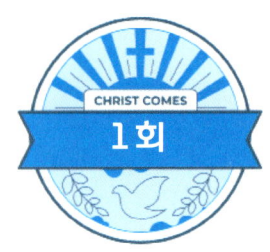

숨은 글자 찾기

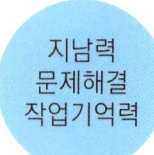

1. 단어 퍼즐판에서 가로, 세로, 대각선으로 <보기> 단어들을 찾아보세요.

<보기>
투호놀이, 사방치기, 윷놀이, 연날리기, 칠교놀이, 공기놀이, 씨름, 민속놀이, 팽이치기, 강강술래, 땅따먹기, 널뛰기

민	속	놀	이	누	팽	버	윷
한	공	기	놀	이	청	포	놀
연	면	루	치	씨	름	나	이
날	나	기	모	방	중	무	래
리	차	박	투	시	사	술	수
기	마	전	호	차	강	대	널
참	리	달	놀	강	나	기	뛰
칠	교	놀	이	땅	따	먹	기

2. 어린시절 함께 놀던 친구 이름을 기억나는 대로 적어보세요.

예시답안은 55페이지

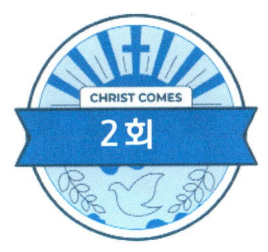

날짜시간 덧셈곱셈

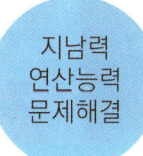

년   월   일

현재 날짜와 시각을 사용하여 '날짜시간 덧셈곱셈' 활동을 하세요. 계산한 뒤, 계산기로 정답을 확인하세요.

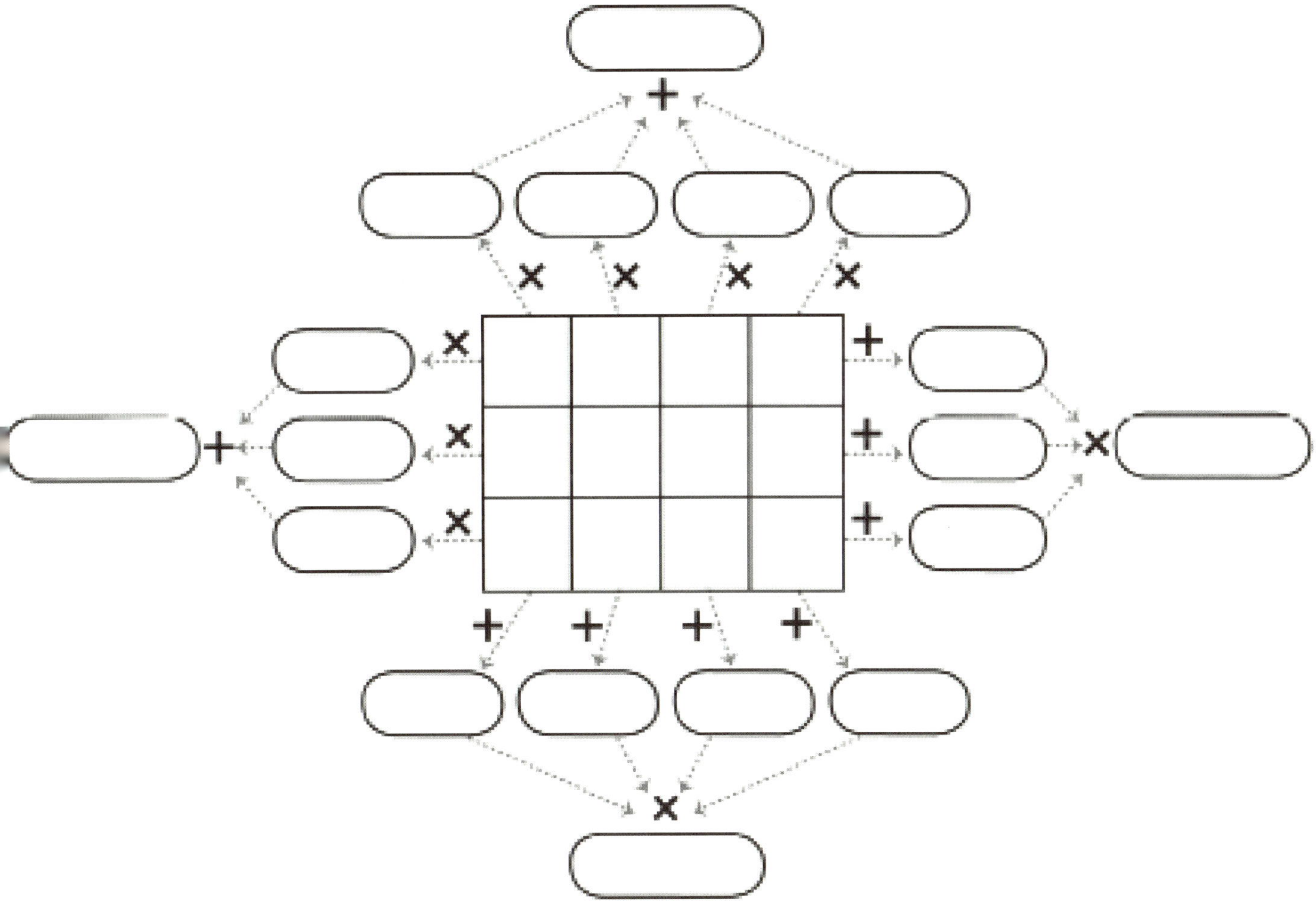

* 날짜시간 덧셈곱셈 활동방법은 4페이지에 잘 정리되어 있습니다.

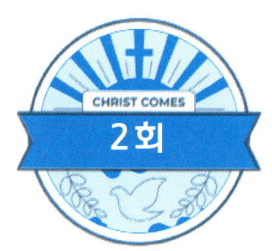

채근담 따라쓰기

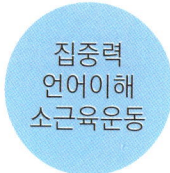

다음의 채근담 내용을 천천히 읽고, 글을 따라서 써보세요.

권	세	와		명	리	나		사	치	와		호	화
로	움	을		가	까	이		하	지		않	는	
사	람	들	이		깨	끗	하	다	고		하	지	만
이	런		것	들	을		가	까	이		하	면	서
도		그	것	에		물	들	지		않	는		사
람	들	이	야		말	로		더	욱		깨	끗	하
다	고		할		수		있	다	.	책	략	과	
속	임	수	를		쓰	지		않	는		사	람	들
을		고	결	하	다	고		하	지	만	,	그	것
을		알	고		쓸		수		있	으	면	서	도
쓰	지		않	는		사	람	들	이	야	말	로	
더	욱		고	결	하	다	고		할		수		있
다	.												

앞에 따라서 쓴 채근담의 의미를 생각하면서 다시 적어보세요.

◎ 따라 쓴 내용을 큰 소리로 읽으면서 '을'과 '를' 글자에 동그라미를 표시하고, 동그라미 개수를 세어 적어보세요.   동그라미 (   )개

◎ 표시한 동그라미 중 3개씩 선으로 이어 삼각형을 최대한 많이 만들고, 만든 삼각형 개수를 세어 적어보세요.   삼각형 (   )개

이 활동은 활동하는 사람에 따라 다른 답안이 나옵니다.

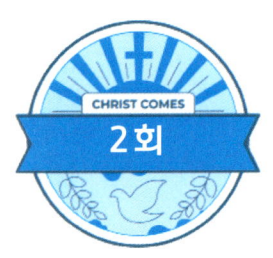

CHRIST COMES
2회

도개걸윷모

지남력
문제해결
작업기억력

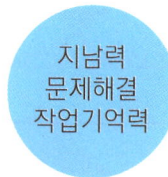

1. 다음 윷 배열을 읽어 적고, 말을 몇 칸 이동해야 하는지 적어보세요.

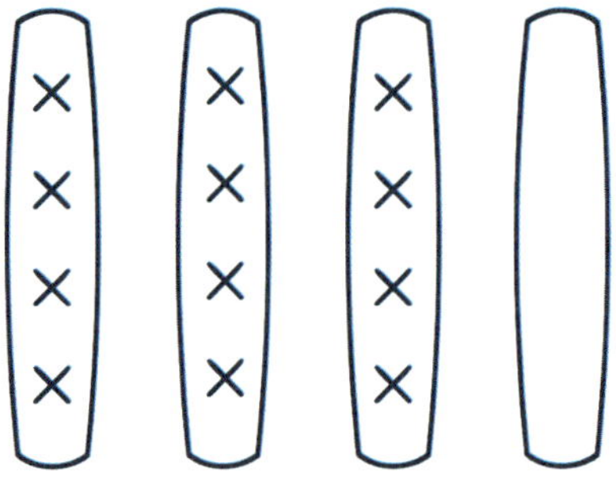

(　　　　,　　　　칸 이동)

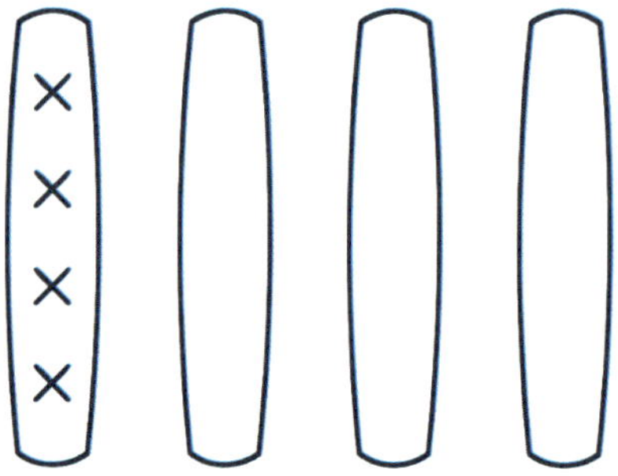

(　　　　,　　　　칸 이동)

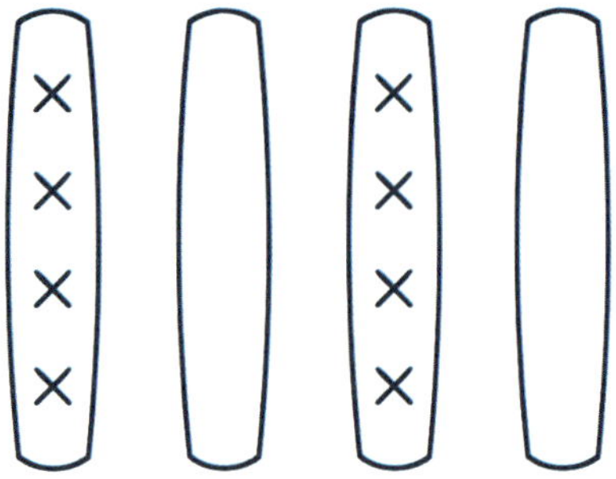

(　　　　,　　　　칸 이동)

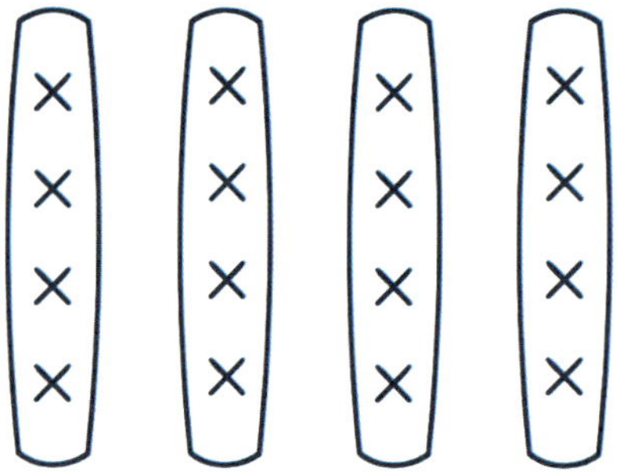

(　　　　,　　　　칸 이동)

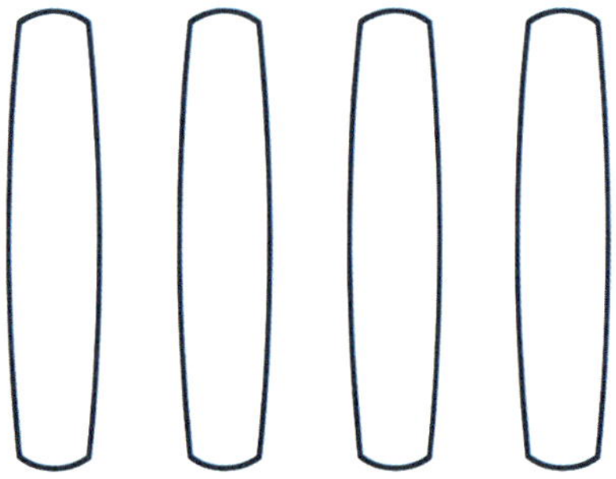

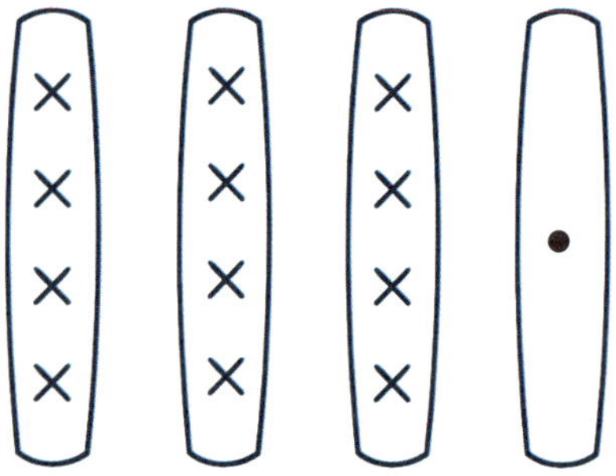

(　　　　,　　　　칸 이동)

(　　　　,　　　　칸 이동)

예시답안은 55페이지

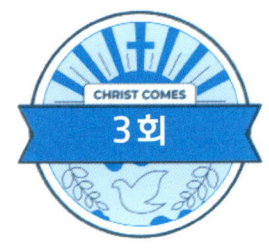

CHRIST COMES

3회

날짜시간 덧셈곱셈

지남력
연산능력
문제해결

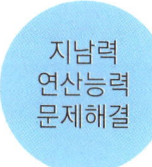

년 월 일

현재 날짜와 시각을 사용하여 ‘날짜시간 덧셈곱셈’ 활동을 하세요. 계산한 뒤, 계산기로 정답을 확인하세요.

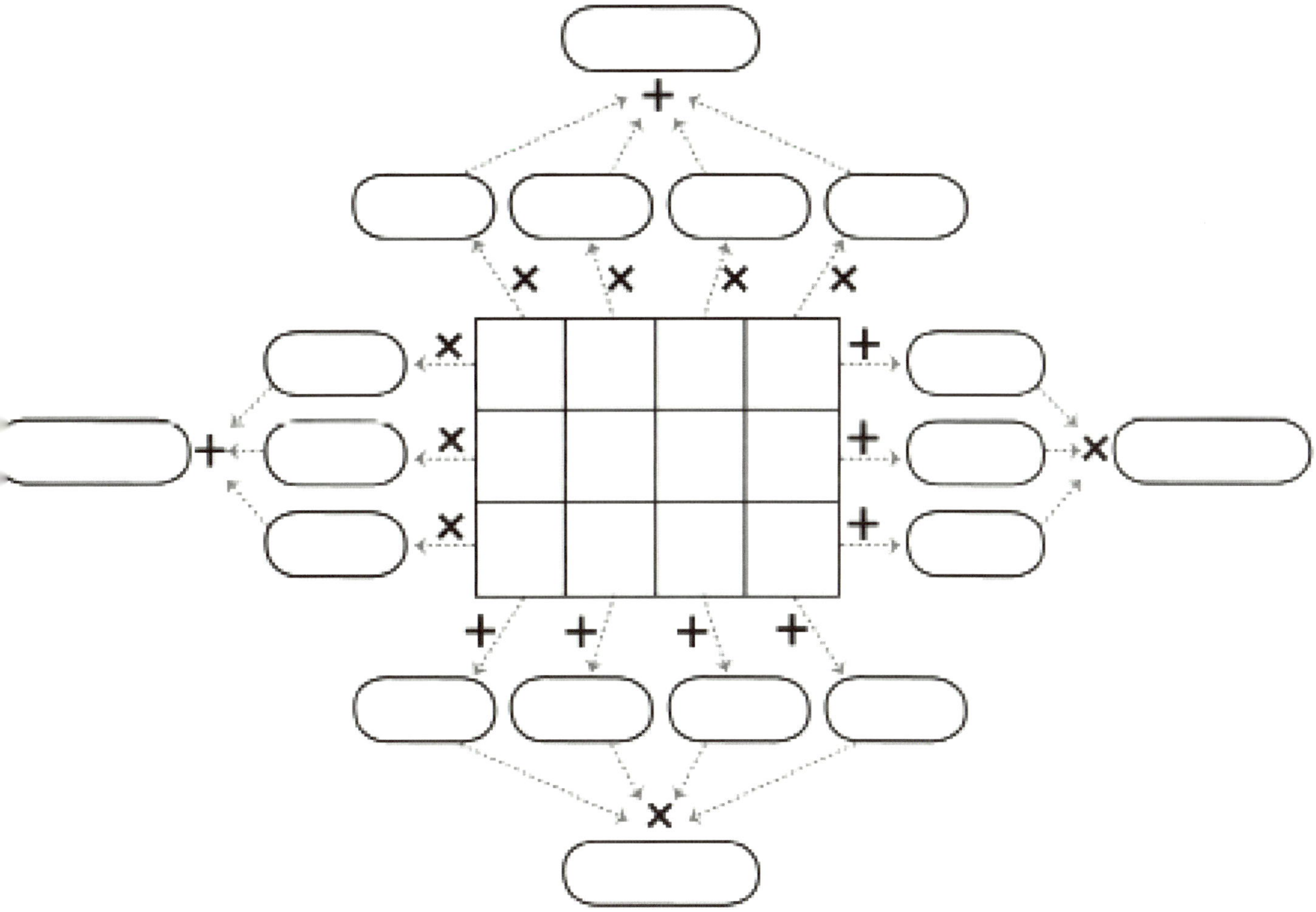

* 날짜시간 덧셈곱셈 활동방법은 4페이지에 잘 정리되어 있습니다.

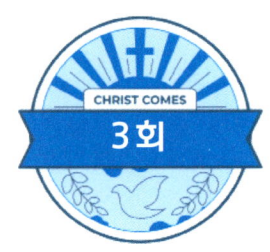

채근담 따라쓰기

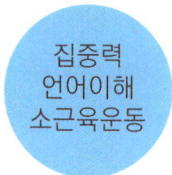

다음의 채근담 내용을 천천히 읽고, 글을 따라서 써보세요.

명아주국으로 입맛을 달래고
비름나물로 창자를 채우는
사람 중에는 얼음처럼 맑고
구슬처럼 깨끗한 사람이 많
지만, 비단옷을 입고 기름진
음식을 먹는 사람 중에는
종처럼 무릎을 조아리고 비
굴한 일도 서슴지 않고 하
는 사람이 많다. 대체로 지
조는 청렴결백하면 선명해지
고 절개는 부귀를 탐내면
잃어버린다.

앞에 따라서 쓴 채근담의 의미를 생각하면서 다시 적어보세요.

◎ 따라 쓴 내용을 큰 소리로 읽으면서 '을'과 '를' 글자에 동그라미를 표시하고, 동그라미 개수를 세어 적어보세요.   동그라미 (   )개

◎ 표시한 동그라미 중 3개씩 선으로 이어 삼각형을 최대한 많이 만들고, 만든 삼각형 개수를 세어 적어보세요.   삼각형 (   )개

이 활동은 활동하는 사람에 따라 다른 답안이 나옵니다.

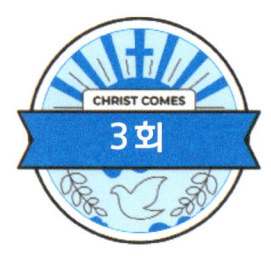 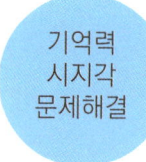

같은 종류 이어보기

1. 같은 달(月)에 속하는 화투패를 선으로 그어 이어보세요.

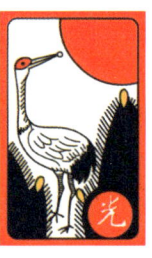 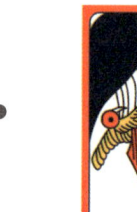

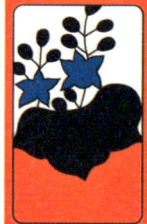

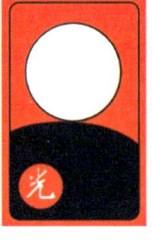 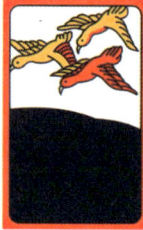

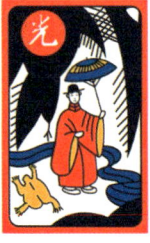

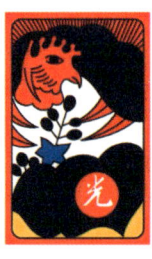 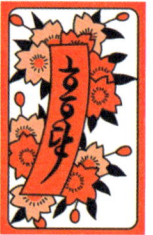

예시답안은 56페이지

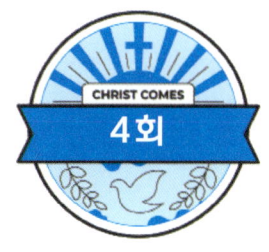

날짜시간 덧셈곱셈

4회

지남력
연산능력
문제해결

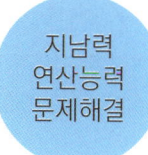

년 월 일

현재 날짜와 시각을 사용하여 '날짜시간 덧셈곱셈' 활동을 하세요. 계산한 뒤, 계산기로 정답을 확인하세요.

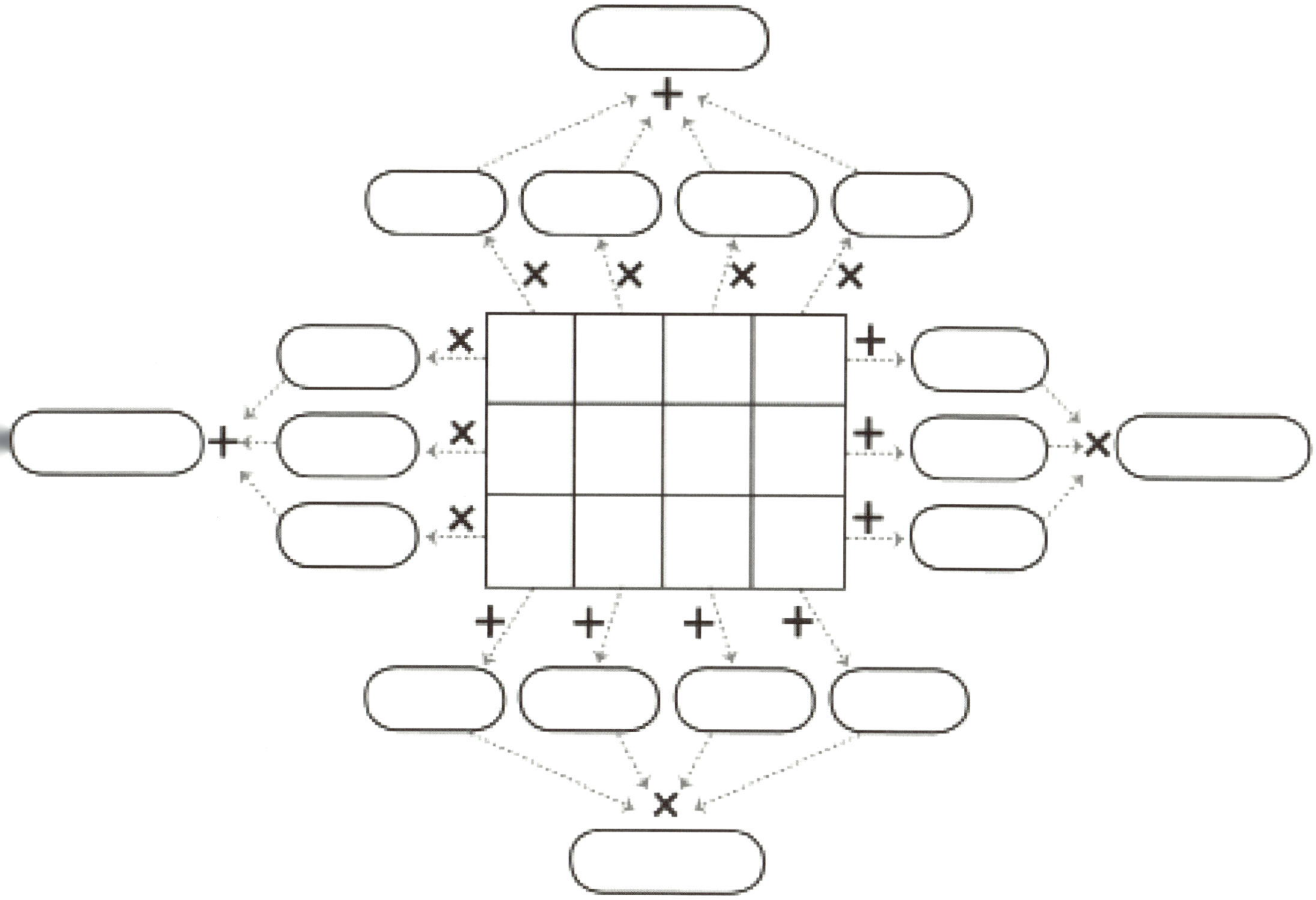

* 날짜시간 덧셈곱셈 활동방법은 4페이지에 잘 정리되어 있습니다.

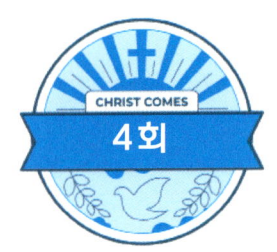

채근담 따라쓰기

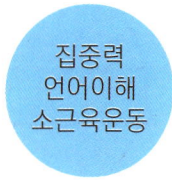

다음의 채근담 내용을 천천히 읽고, 글을 따라서 써보세요.

부귀한 집안은 마땅히 너그럽고 후해야 하는데 오히려 시기하고 몰인정하다면, 부귀하면서도 가난하고 천한 사람의 행위를 하는 것이니, 이래서야 어찌 오래 누릴 수 있겠는가. 총명한 사람은 마땅히 그 재주를 감춰야 하는데 오히려 드러내어 뽐낸다면, 총명하면서도 어리석고 어둠에 병들어 있는 것이니, 이래서야 어찌 성공할 수 있겠는가.

앞에 따라서 쓴 채근담의 의미를 생각하면서 다시 적어보세요.

◎ 따라 쓴 내용을 큰 소리로 읽으면서 '을'과 '를' 글자에 동그라미를 표시하고,
  동그라미 개수를 세어 적어보세요.　　　　　　　　동그라미 (　　) 개

◎ 표시한 동그라미 중 3개씩 선으로 이어 삼각형을 최대한 많이 만들고,
  만든 삼각형 개수를 세어 적어보세요.　　　　　　　삼각형 (　　) 개

이 활동은 활동하는 사람에 따라 다른 답안이 나옵니다.

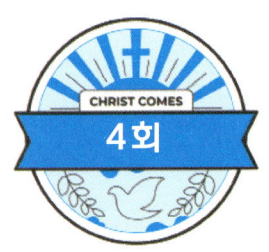

말 이동하기

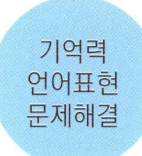

1. 다음 순서대로 주사위가 나왔다면 말은 어디로 이동시켜야 할까요?
   주사위 판에 말의 위치를 도형으로 그려주세요.

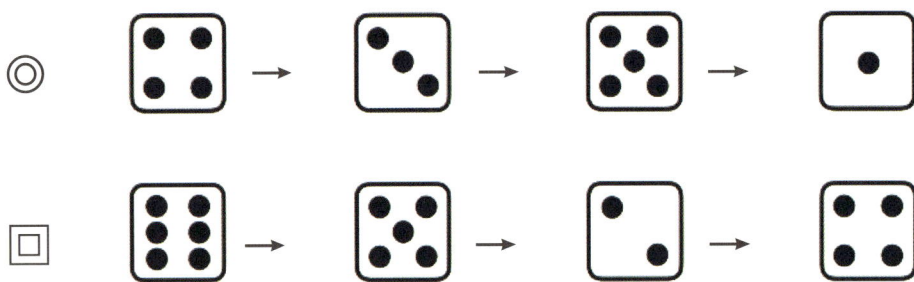

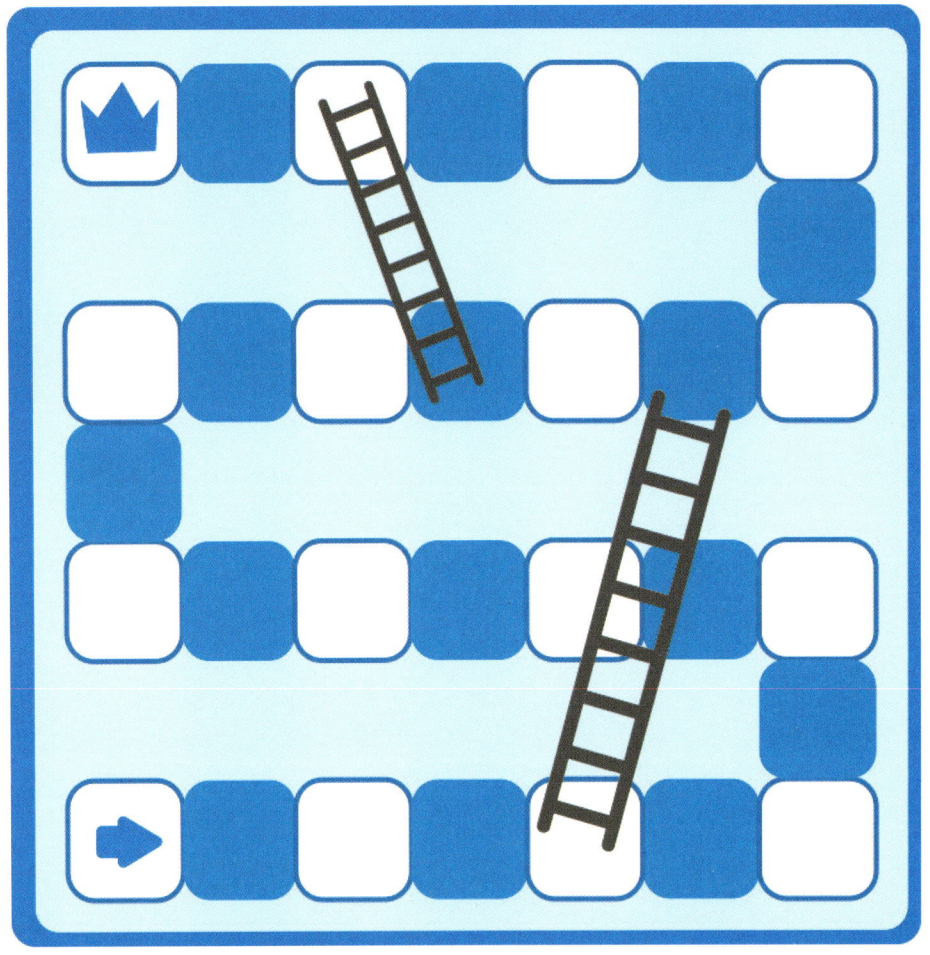

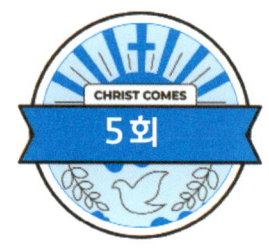

CHRIST COMES
5회

날짜시간 덧셈곱셈

지남력
연산능력
문제해결

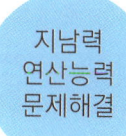

년　월　일

현재 날짜와 시각을 사용하여 '날짜시간 덧셈곱셈' 활동을 하세요. 계산한 뒤, 계산기로 정답을 확인하세요.

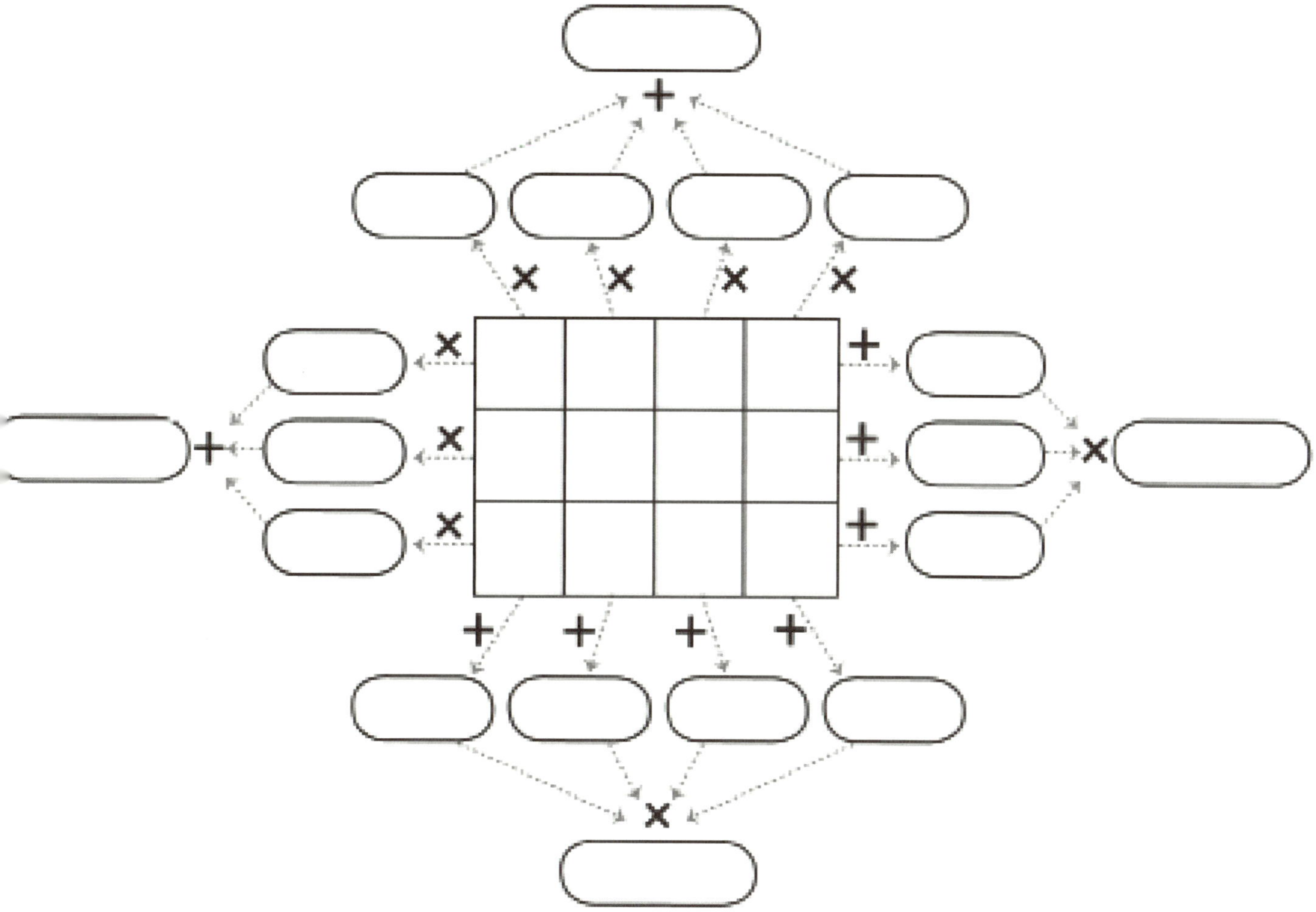

* 날짜시간 덧셈곱셈 활동방법은 4페이지에 잘 정리되어 있습니다.

채근담 따라쓰기

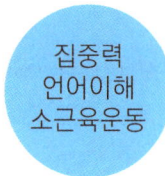

다음의 채근담 내용을 천천히 읽고, 글을 따라서 써보세요.

상대가 부富를 가지면 나는 인仁을 가지고, 상대가 벼슬을 내세우면 나는 의送를 내세운다. 그러므로 군자는 본래 군주나 대신들에게 농락당하는 일이 없다. 사람이 힘을 합하면 천명天命도 이길 수 있고, 뜻을 하나로 모으면 기질도 바꿀 수 있다. 그러므로 군자는 조물주가 정해 놓은 사람의 기질과 운명에 영향을 받지 않는다.

앞에 따라서 쓴 채근담의 의미를 생각하면서 다시 적어보세요.

◎ 따라 쓴 내용을 큰 소리로 읽으면서 '을'과 '를' 글자에 동그라미를 표시하고, 동그라미 개수를 세어 적어보세요.   동그라미 (   )개

◎ 표시한 동그라미 중 3개씩 선으로 이어 삼각형을 최대한 많이 만들고, 만든 삼각형 개수를 세어 적어보세요.   삼각형 (   )개

이 활동은 활동하는 사람에 따라 다른 답안이 나옵니다.

꼬불꼬불 미로 찾기

기억력
시지각
문제해결

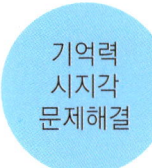

1. 세 개의 화살표에서 중앙의 하트로 찾아가는 3가지 길을 찾아보세요.

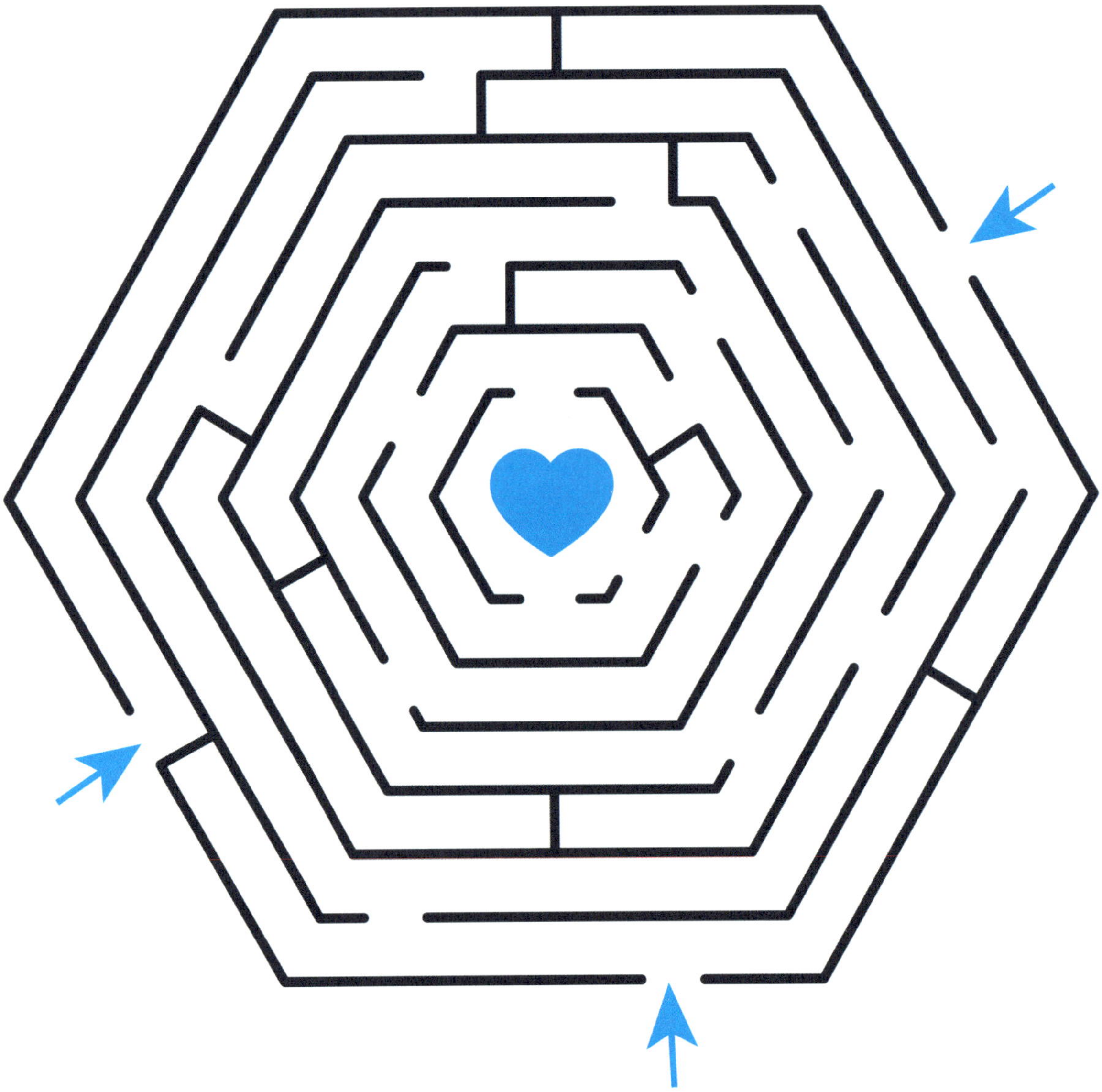

예시답안은 56페이지

날짜시간 덧셈곱셈

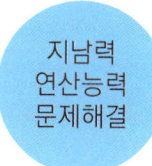

년   월   일

현재 날짜와 시각을 사용하여 '날짜시간 덧셈곱셈' 활동을 하세요. 계산한 뒤, 계산기로 정답을 확인하세요.

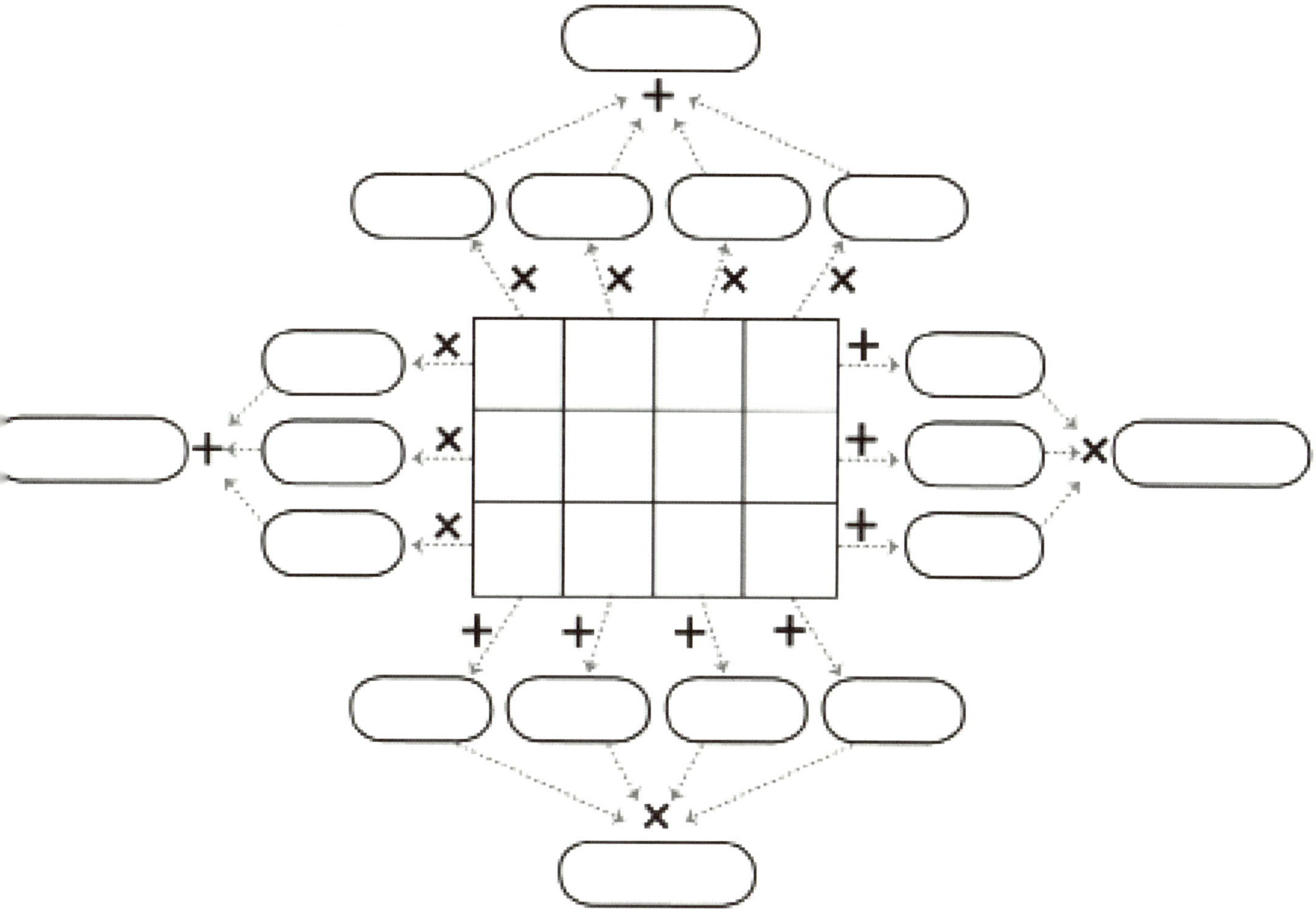

* 날짜시간 덧셈곱셈 활동방법은 4페이지에 잘 정리되어 있습니다.

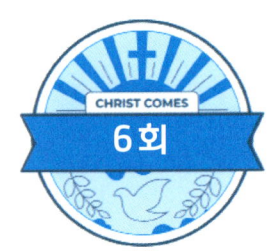

채근담 따라쓰기

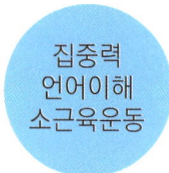

다음의 채근담 내용을 천천히 읽고, 글을 따라서 써보세요.

입신은 남보다 한 걸음 더 높이 세워야 한다. 그럴 수 없다면 이는 마치 먼지 속에서 옷을 털고 흙탕물에 발을 씻는 것과 같으니 어찌 인생을 달관할 수 있겠는가. 세상을 살아감에는 한 걸음 뒤로 물러서야 한다. 그럴 수 없다면 마치 불나방이 촛불로 날아들고 양이 울타리를 들이받는 것과 같으니 어찌 생활이 안락할 수 있겠는가.

앞에 따라서 쓴 채근담의 의미를 생각하면서 다시 적어보세요.

◎ 따라 쓴 내용을 큰 소리로 읽으면서 '을'과 '를' 글자에 동그라미를 표시하고, 동그라미 개수를 세어 적어보세요.   동그라미 (   )개

◎ 표시한 동그라미 중 3개씩 선으로 이어 삼각형을 최대한 많이 만들고, 만든 삼각형 개수를 세어 적어보세요.   삼각형 (   )개

이 활동은 활동하는 사람에 따라 다른 답안이 나옵니다.

말 이동하기

집중력
시지각
문제해결

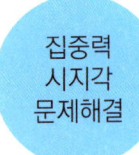

1. 다음 순서대로 윷이 나왔다면 말을 어디로 이동시켜야 할까요?
윷판에 말의 위치를 도형으로 그려주세요.

◎ 걸 → 윷 → 개 → 걸 → 도

回 개 → 개 → 걸 → 도 → 걸

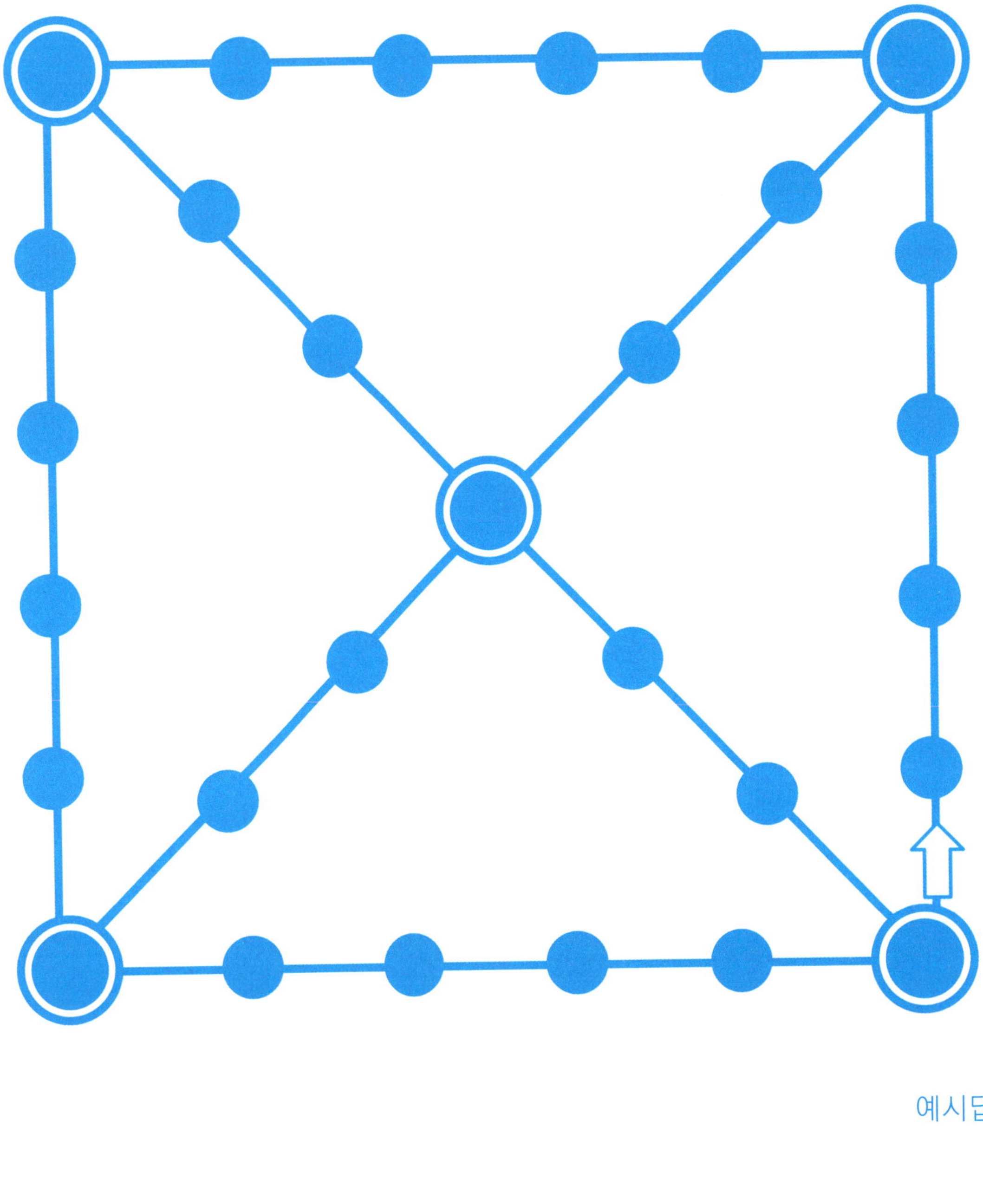

예시답안은 56페이지

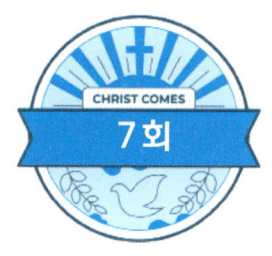

날짜시간 덧셈곱셈

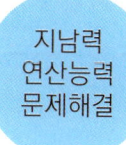

년   월   일

현재 날짜와 시각을 사용하여 '날짜시간 덧셈곱셈' 활동을 하세요. 계산한 뒤, 계산기로 정답을 확인하세요.

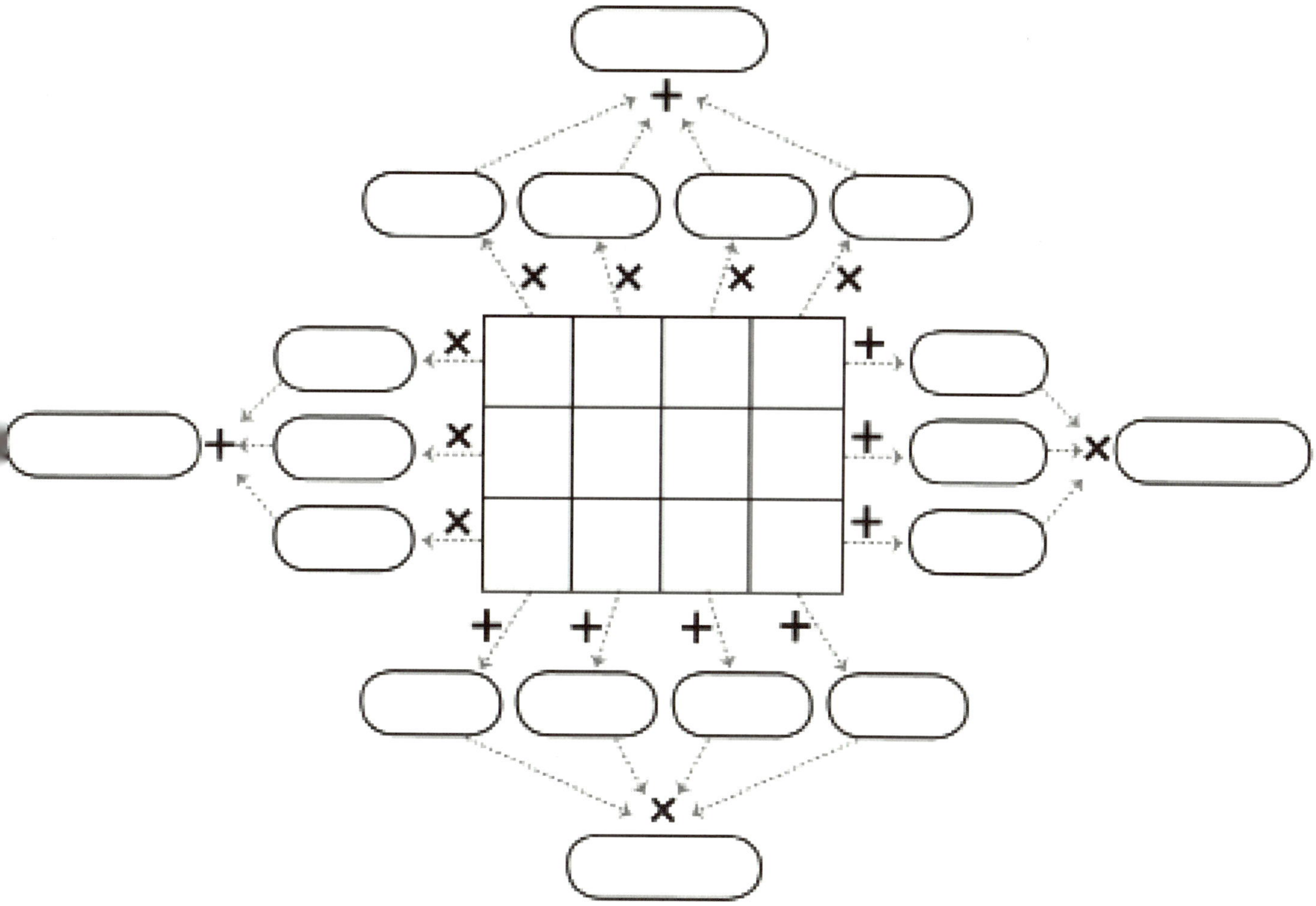

* 날짜시간 덧셈곱셈 활동방법은 4페이지에 잘 정리되어 있습니다.

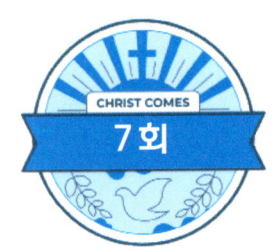

채근담 따라쓰기

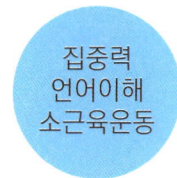

다음의 채근담 내용을 천천히 읽고, 글을 따라서 써보세요.

덕을 기르고 도(道)를 닦으려면 나무나 돌처럼 흔들림 없는 마음을 지녀야 한다. 만일 한번이라도 부귀를 부러워하는 마음이 생기면 곧 욕망의 세계로 내달리게 된다. 세상을 구하고 나라를 다스리기 위해서는 떠가는 구름이나 흐르는 물처럼 담담함을 지녀야 한다. 만일 한번이라도 탐욕에 집착하게 되면 곧 위기에 떨어지게 된다.

앞에 따라서 쓴 채근담의 의미를 생각하면서 다시 적어보세요.

◎ 따라 쓴 내용을 큰 소리로 읽으면서 '을'과 '를' 글자에 동그라미를 표시하고, 동그라미 개수를 세어 적어보세요.   동그라미 (   )개

◎ 표시한 동그라미 중 3개씩 선으로 이어 삼각형을 최대한 많이 만들고, 만든 삼각형 개수를 세어 적어보세요.   삼각형 (   )개

이 활동은 활동하는 사람에 따라 다른 답안이 나옵니다.

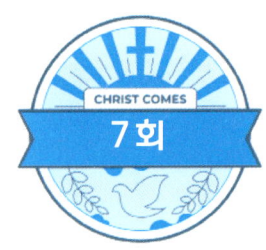 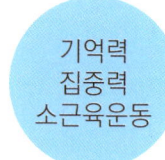

예쁘게 색칠하기

1. 다음 3월을 상징하는 벚꽃 화투 이미지를 예쁘게 색칠하세요.

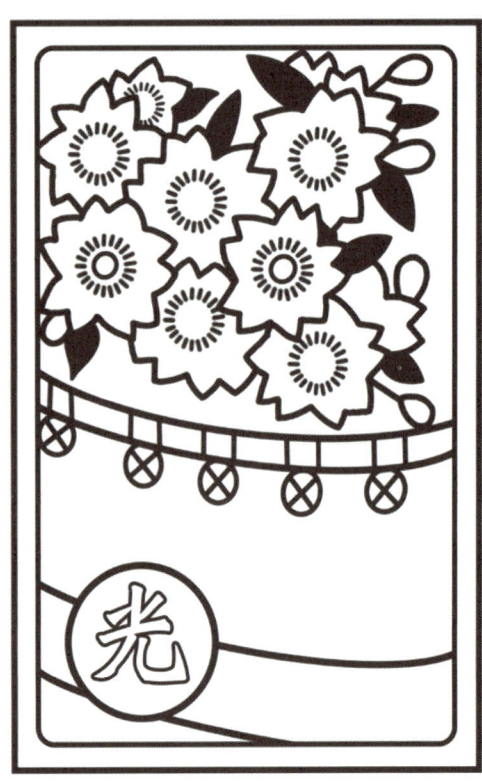 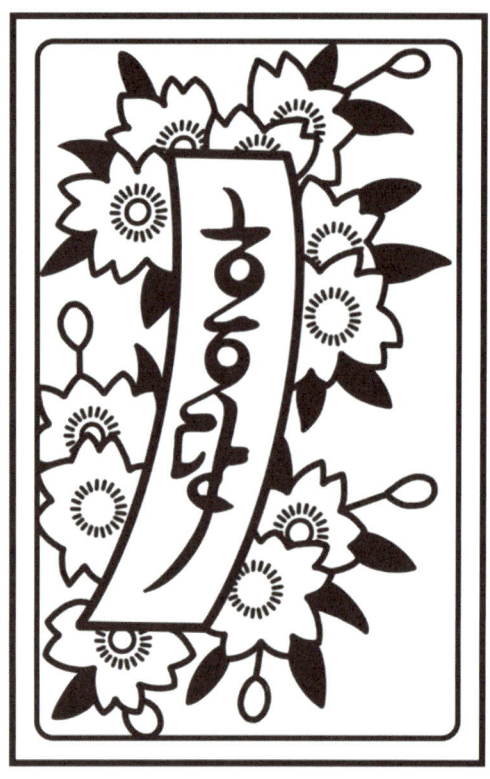

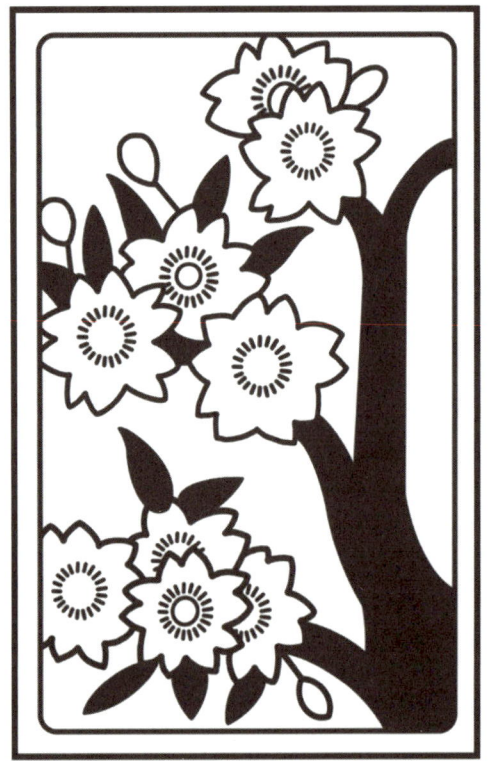 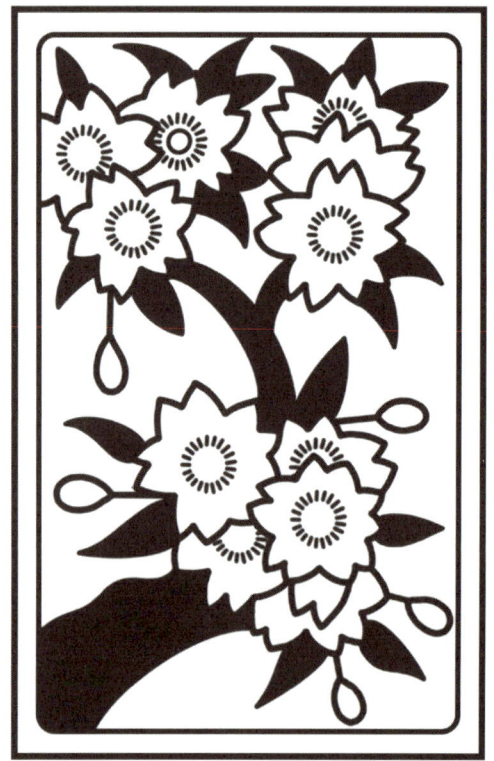

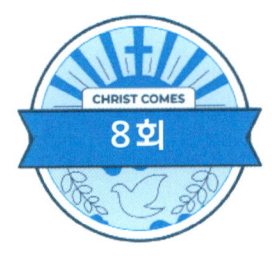

CHRIST COMES
8회

날짜시간 덧셈곱셈

지남력
연산능력
문제해결

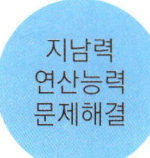

년 월 일

현재 날짜와 시각을 사용하여 ‘날짜시간 덧셈곱셈’ 활동을 하세요. 계산한 뒤, 계산기로 정답을 확인하세요.

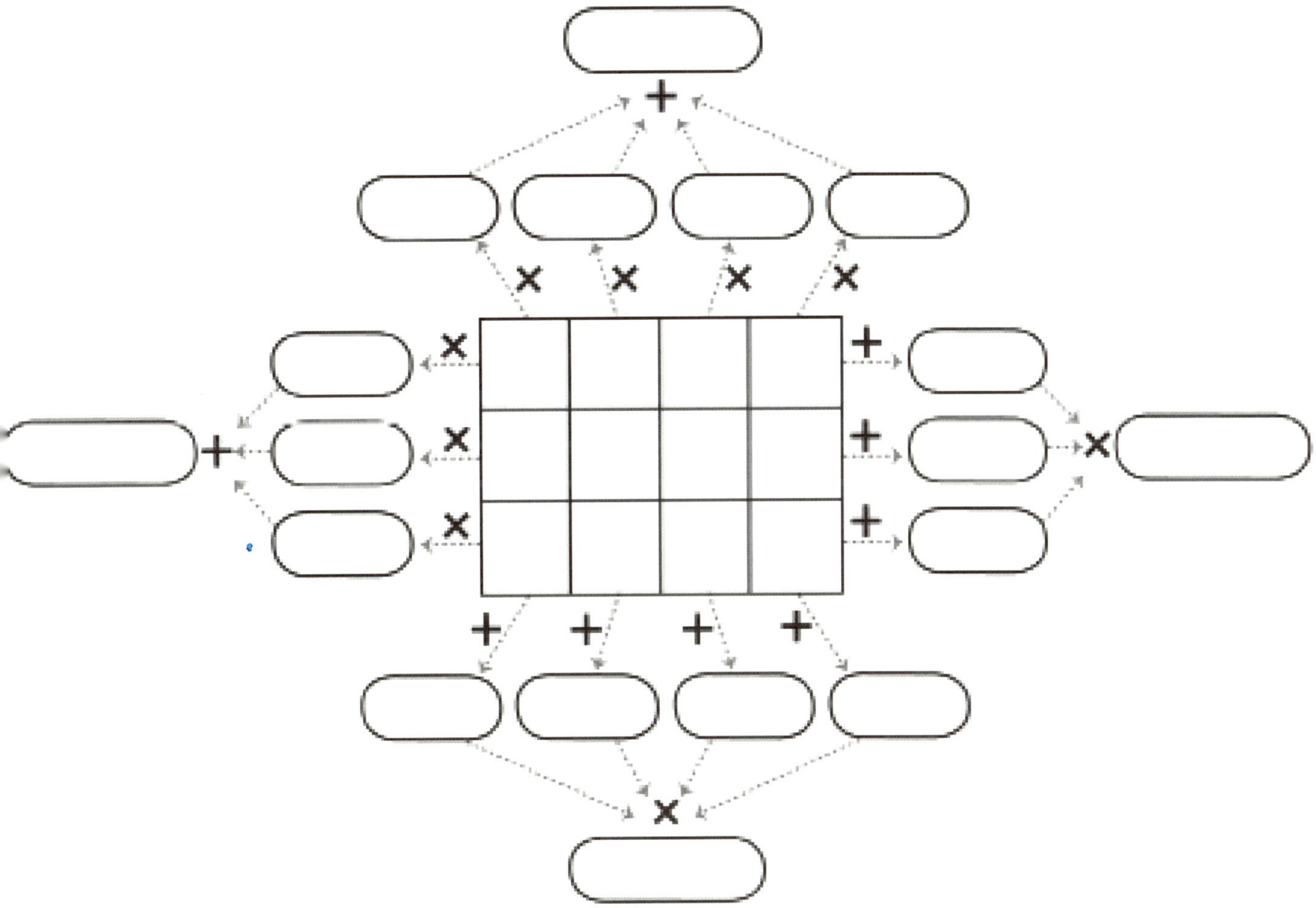

* 날짜시간 덧셈곱셈 활동방법은 4페이지에 잘 정리되어 있습니다.

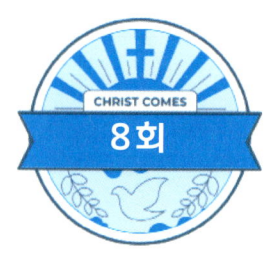

채근담 따라쓰기

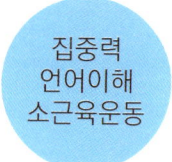

다음의 채근담 내용을 천천히 읽고, 글을 따라서 써보세요.

사람들의 처지를 살펴보면 모든 것을 갖춘 이도 있고, 갖추지 못한 이도 있는데 어찌 유독 나 혼자만 모든 것을 다 갖출 수 있겠는가. 내 마음에도 도리에 맞는 것도 있고 맞지 않는 것도 있는데 어찌 남들이 모두 도리에 맞기만을 기대할 수 있겠는가. 이처럼 남과 나를 비교해 보고 균형을 잡아 나간다면 이것 또한 삶의 좋은 방법이 될 수 있을 것이다.

앞에 따라서 쓴 채근담의 의미를 생각하면서 다시 적어보세요.

◎ 따라 쓴 내용을 큰 소리로 읽으면서 '을'과 '를' 글자에 동그라미를 표시하고, 동그라미 개수를 세어 적어보세요. 동그라미 (   )개

◎ 표시한 동그라미 중 3개씩 선으로 이어 삼각형을 최대한 많이 만들고, 만든 삼각형 개수를 세어 적어보세요. 삼각형 (   )개

이 활동은 활동하는 사람에 따라 다른 답안이 나옵니다.

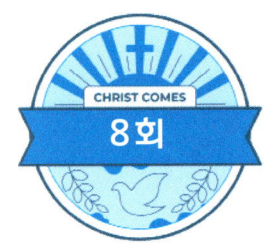

알듯말듯 퀴즈

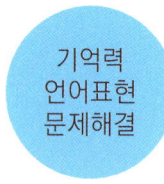

1. 한국의 절기는 농경사회에서 계절의 변화를 기반으로 한 전통적인 달력입니다. 설명하는 절기가 무엇인지 괄호 안에 적어보세요.

(①) 봄이 시작되는 시기, 점차 따뜻해지며 농사 준비가 시작됩니다.

(②) 땅 속 벌레들이 깨어나고, 자연이 활동을 시작하는 시기입니다.

(③) 낮과 밤의 길이가 같아지는 시기로, 봄이 절정에 이릅니다.

(④) 하늘이 맑고 대기가 깨끗한 시기로, 본격적인 농사철이 시작됩니다.

(⑤) 여름 시작을 알리는 절기로, 날씨가 더워지며 여름이 시작됩니다.

(⑥) 낮의 길이가 가장 길고 밤이 짧아지는 시기입니다.

(⑦) 가을이 시작되는 절기입니다. 날씨가 서서히 시원해지기 시작합니다.

(⑧) 이슬 맺히기 시작하는 시기, 아침저녁으로 시원한 기운이 느껴집니다.

(⑨) 낮밤 길이가 같아지는 시기, 수확이 본격적으로 이루어집니다.

(⑩) 서리가 내리기 시작하는 시기입니다. 겨울을 준비하는 절기입니다.

(⑪) 겨울의 시작을 알리는 절기, 날씨가 점차 추워지기 시작합니다.

(⑫) 밤이 가장 길고 낮이 짧은 시기입니다. 이때 팥죽을 먹는 풍습이 있으며, 새해를 준비하는 전환점으로 여겨집니다.

예시답안은 57페이지

CHRIST COMES

9회

날짜시간 덧셈곱셈

지남력
연산능력
문제해결

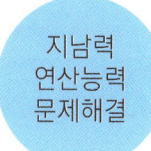

년 월 일

현재 날짜와 시각을 사용하여 '날짜시간 덧셈곱셈' 활동을 하세요. 계산한 뒤, 계산기로 정답을 확인하세요.

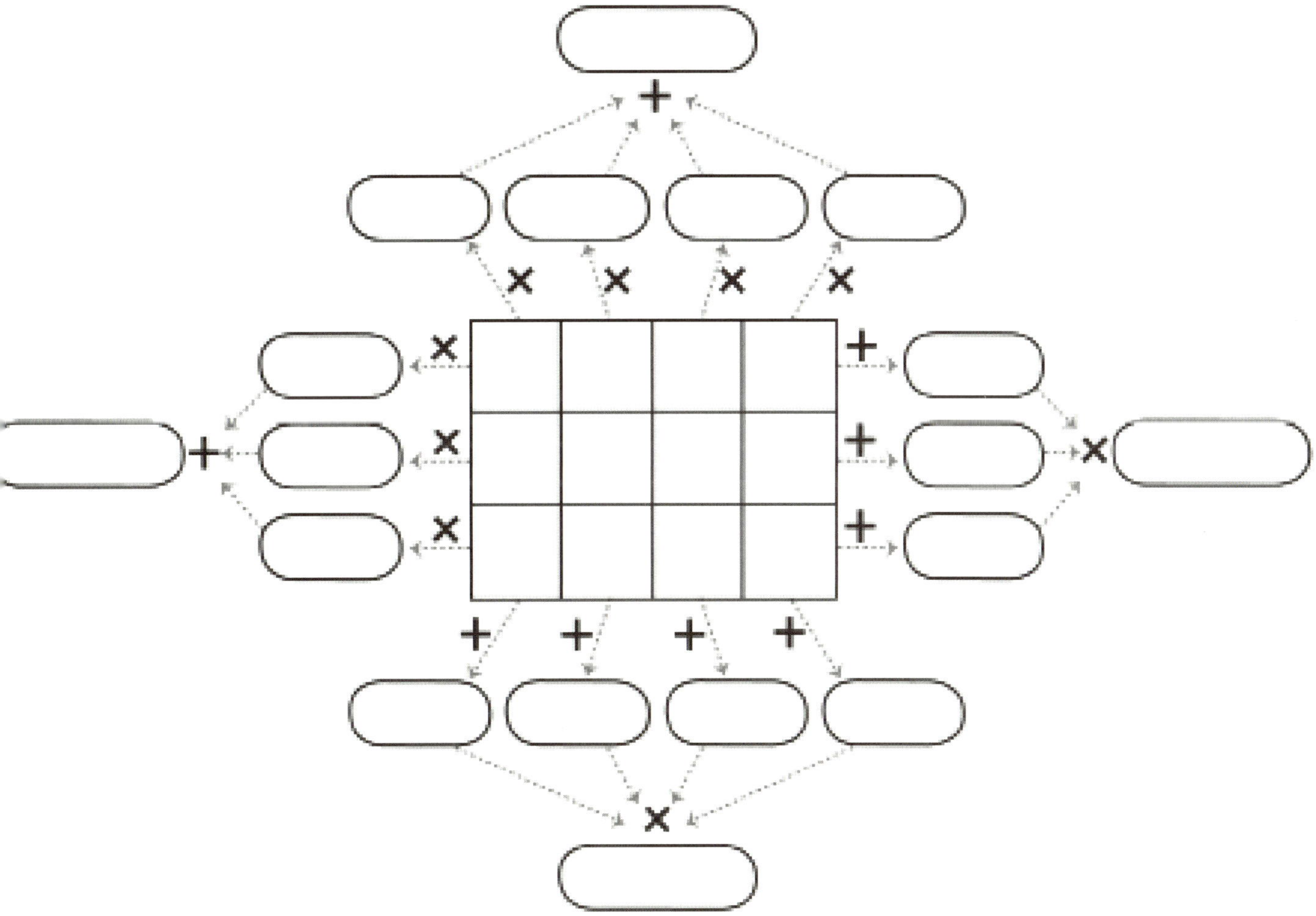

* 날짜시간 덧셈곱셈 활동방법은 4페이지에 잘 정리되어 있습니다.

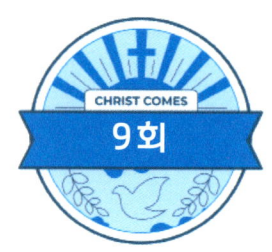

채근담 따라쓰기

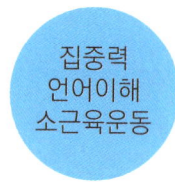

다음의 채근담 내용을 천천히 읽고, 글을 따라서 써보세요.

마음이 맑아야 비로소 책을 읽고 옛 것을 배워야 할 것이다. 만약 그렇지 않으면 한 가지 선행을 보아도 이 것을 훔쳐 자기 욕심을 채우는 데 이용할 것이고, 한 마디 좋은 말을 들어도 이 것을 빌려 자기의 단점을 감추는 데 이용할 것이다. 이것은 바로 원수에게 병기를 주고 도둑에게 양식을 대주는 것과 같다.

앞에 따라서 쓴 채근담의 의미를 생각하면서 다시 적어보세요.

◎ 따라 쓴 내용을 큰 소리로 읽으면서 '을'과 '를' 글자에 동그라미를 표시하고, 동그라미 개수를 세어 적어보세요.   동그라미 (   )개

◎ 표시한 동그라미 중 3개씩 선으로 이어 삼각형을 최대한 많이 만들고, 만든 삼각형 개수를 세어 적어보세요.   삼각형 (   )개

이 활동은 활동하는 사람에 따라 다른 답안이 나옵니다.

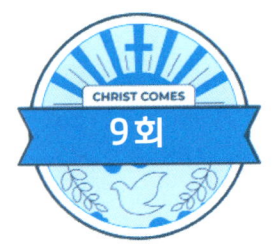

숨은 글자 찾기

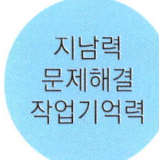

1. 단어 퍼즐판에서 가로, 세로, 대각선으로 <보기> 단어들을 찾아보세요.

<보기>
입춘, 경칩, 춘분, 청명, 입하, 하지, 입추, 백로, 추분,
상강, 입동, 동지, 절기, 계절

거	계	줄	종	차	호	대	출
참	절	산	개	구	경	칩	일
백	로	기	술	무	화	과	편
민	화	슭	입	춘	엽	경	단
들	가	하	나	분	상	강	심
레	추	지	스	다	갯	세	월
입	미	분	생	노	래	청	례
동	지	산	양	가	구	장	명

예시답안은 57페이지

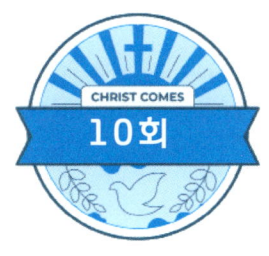

CHRIST COMES
10회

날짜시간 덧셈곱셈

지남력
연산능력
문제해결

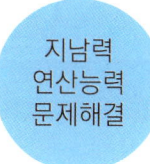

년 월 일

현재 날짜와 시각을 사용하여 '날짜시간 덧셈곱셈' 활동을 하세요. 계산한 뒤, 계산기로 정답을 확인하세요.

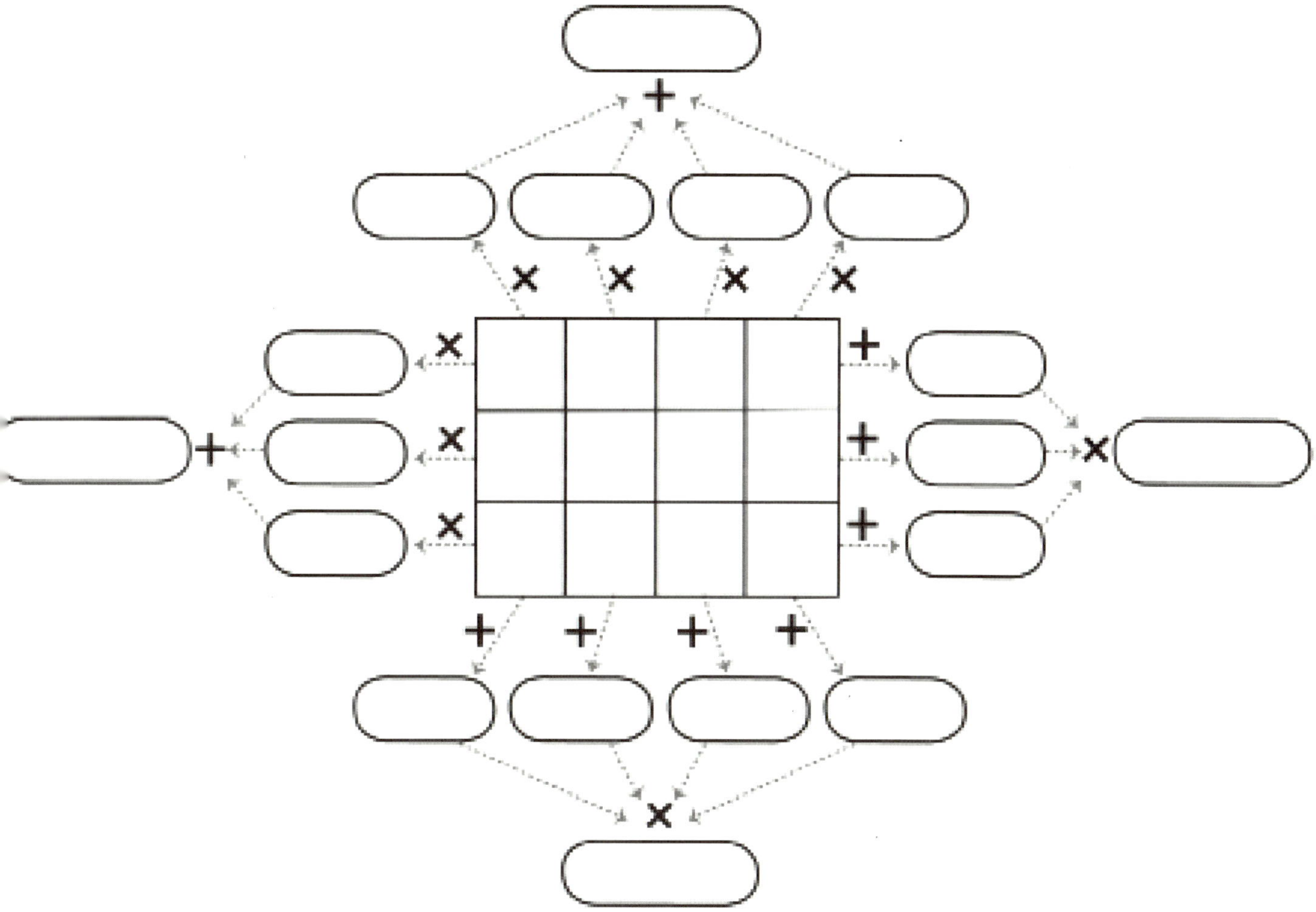

* 날짜시간 덧셈곱셈 활동방법은 4페이지에 잘 정리되어 있습니다.

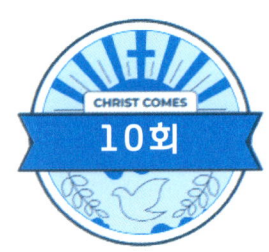

채근담 따라쓰기

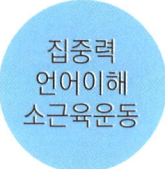

다음의 채근담 내용을 천천히 읽고, 글을 따라서 써보세요.

부	유	하	고		지	위	가		높	으	며		이
름	을		널	리		알	리	는		것	이		도
덕	에	서		온		것	이	라	면	,	수	풀	
속	의		꽃	과		같	아		저	절	로		잎
이		퍼	져	서		무	성	할		것	이	다	.
공	으	로		쌓	은		업	은		화	분		속
의		꽃	처	럼		이	리	저	리		옮	겨	지
고		흥	함	과		쇠	퇴	함	이		있	을	
것	이	다	.		권	력	으	로		얻	은		업	은
화	병		속	의		뿌	리		없	는		꽃	과
같	아		그		시	드	는		것	을		서	서
기	다	릴		수	밖	에		없	다	.			

앞에 따라서 쓴 채근담의 의미를 생각하면서 다시 적어보세요.

◎ 따라 쓴 내용을 큰 소리로 읽으면서 '을'과 '를' 글자에 동그라미를 표시하고, 동그라미 개수를 세어 적어보세요. 동그라미 (   )개

◎ 표시한 동그라미 중 3개씩 선으로 이어 삼각형을 최대한 많이 만들고, 만든 삼각형 개수를 세어 적어보세요. 삼각형 (   )개

이 활동은 활동하는 사람에 따라 다른 답안이 나옵니다.

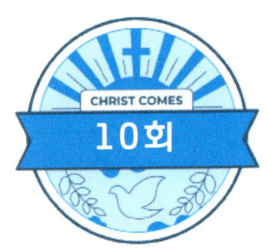

알듯말듯 퀴즈

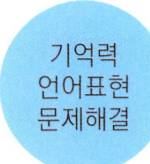

1. 나이에 대한 한자 이름이 있습니다. 뜻에 맞는 한자 이름을 괄호 안에 적어보세요.

(①) 20세가 되면 성년식을 하고 성인이 된다는 의미에서, 성년이 되는 나이를 뜻합니다.

(②) 30세에는 자립할 수 있는 나이로, 인생의 기반을 세운다는 의미입니다.

(③) 40세에는 세상 일에 현혹되지 않고, 분명한 판단을 할 수 있는 나이를 의미합니다.

(④) 50세에는 천명을 알게 된다는 뜻으로, 자신의 운명을 이해하고 받아들이는 나이를 의미합니다.

(⑤) 60세에는 귀가 순해진다는 뜻으로, 다른 사람의 말을 거스르지 않고 잘 이해하게 되는 나이를 의미합니다.

(⑥) "70세까지 사는 것은 드물다"는 두보의 시에서 유래한 말로, 70세를 의미합니다.

(⑦) 한자 '산(傘)'의 필획이 '8'과 '10'을 상징하는 모양이라, 80세를 의미합니다.

(⑧) 한자 '졸(卒)' 약자가 '9'와 관련되기 때문에 90세를 의미합니다.

(⑨) 100세, 사람의 수명을 상중하로 나누었을 때 최상의 수명이라는 의미입니다.

예시답안은 57페이지

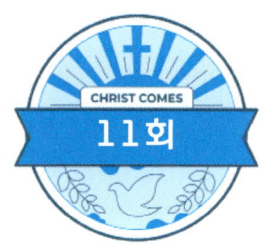

날짜시간 덧셈곱셈

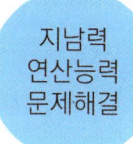

년   월   일

현재 날짜와 시각을 사용하여 '날짜시간 덧셈곱셈' 활동을 하세요. 계산한 뒤, 계산기로 정답을 확인하세요.

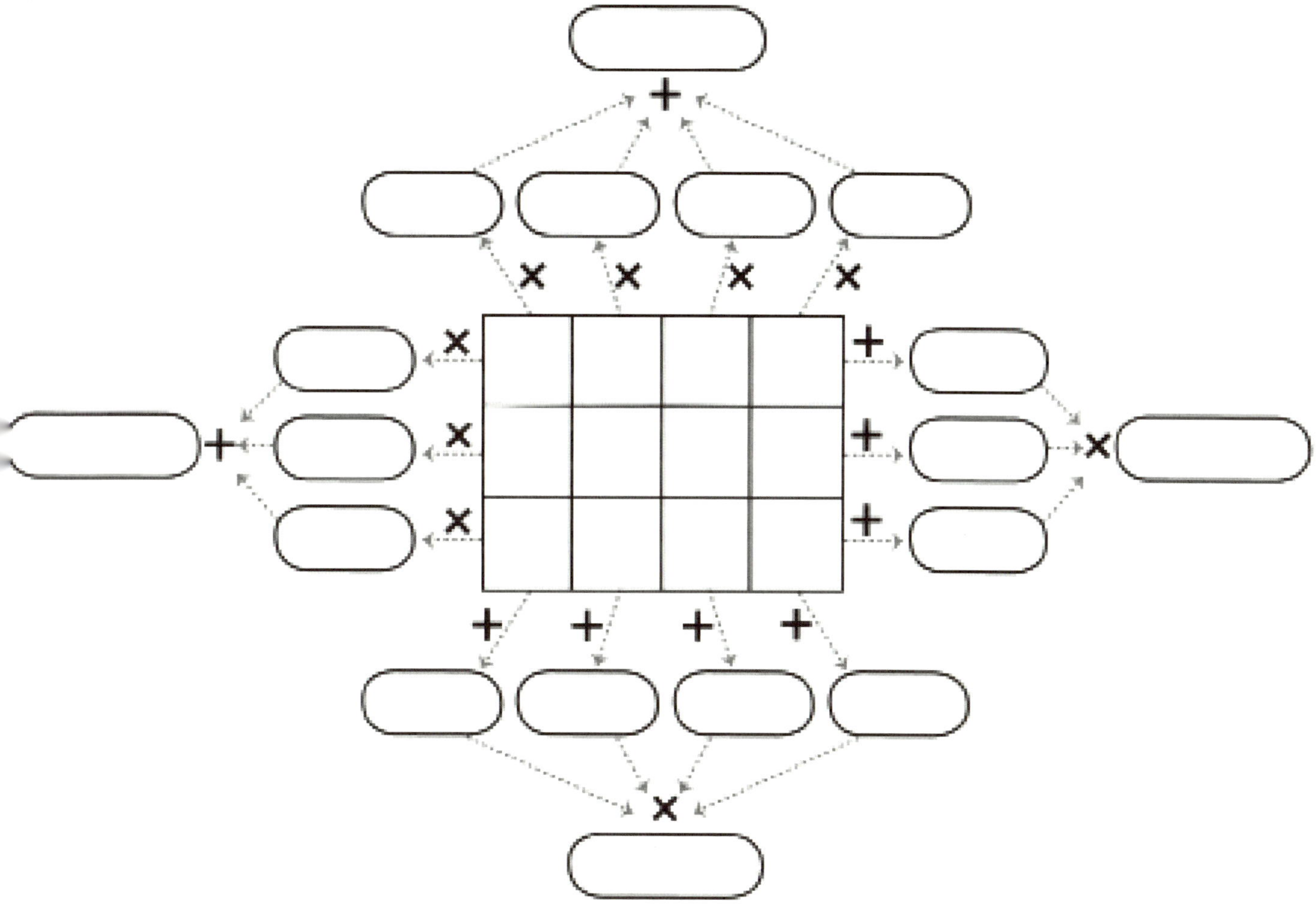

* 날짜시간 덧셈곱셈 활동방법은 4페이지에 잘 정리되어 있습니다.

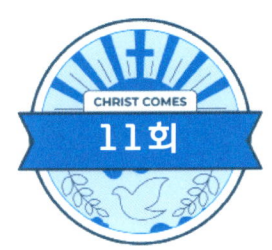

채근담 따라쓰기

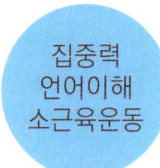

다음의 채근담 내용을 천천히 읽고, 글을 따라서 써보세요.

성격이 조급한 사람은 타오르는 불과 같아서 무엇이든 만나기만 하면 모두 태워 버리고, 냉정한 사람은 차가운 얼음과 같아서 무엇이든 만나는 것마다 반드시 죽여버리고, 융통성이 없고 고집스러운 사람은 고인 물이나 썩은 나무와 같아서 생기가 이미 끊겨져 있으니 이런 사람들은 모두 공업을 세우고 복을 오래도록 누리기가 어렵다.

앞에 따라서 쓴 채근담의 의미를 생각하면서 다시 적어보세요.

◎ 따라 쓴 내용을 큰 소리로 읽으면서 '을'과 '를' 글자에 동그라미를 표시하고, 동그라미 개수를 세어 적어보세요. 동그라미 (   )개

◎ 표시한 동그라미 중 3개씩 선으로 이어 삼각형을 최대한 많이 만들고, 만든 삼각형 개수를 세어 적어보세요. 삼각형 (   )개

이 활동은 활동하는 사람에 따라 다른 답안이 나옵니다.

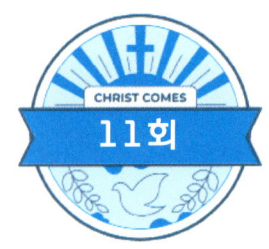 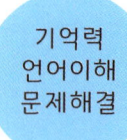

주렁주렁 끝말잇기

1. 처음 주어진 단어의 마지막 글자로 시작하는 단어를 사용하여 끝말잇기를 해 보세요.

> <보 기>
> 잉어 → 어부 → 부자 → 자동차

윷놀이 → (　　　　) → (　　　　) → (　　　　)

주사위 → (　　　　) → (　　　　) → (　　　　)

민화투 → (　　　　) → (　　　　) → (　　　　)

널뛰기 → (　　　　) → (　　　　) → (　　　　)

씨름판 → (　　　　) → (　　　　) → (　　　　)

※ 이 활동은 활동하는 사람에 따라 다른 답안이 나옵니다.

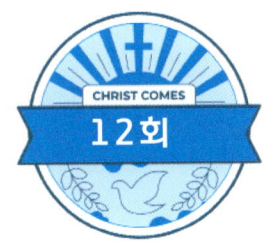

CHRIST COMES
12회

날짜시간 덧셈곱셈

지남력
연산능력
문제해결

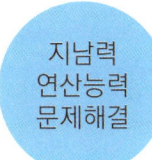

년 월 일

현재 날짜와 시각을 사용하여 '날짜시간 덧셈곱셈' 활동을 하세요. 계산한 뒤, 계산기로 정답을 확인하세요.

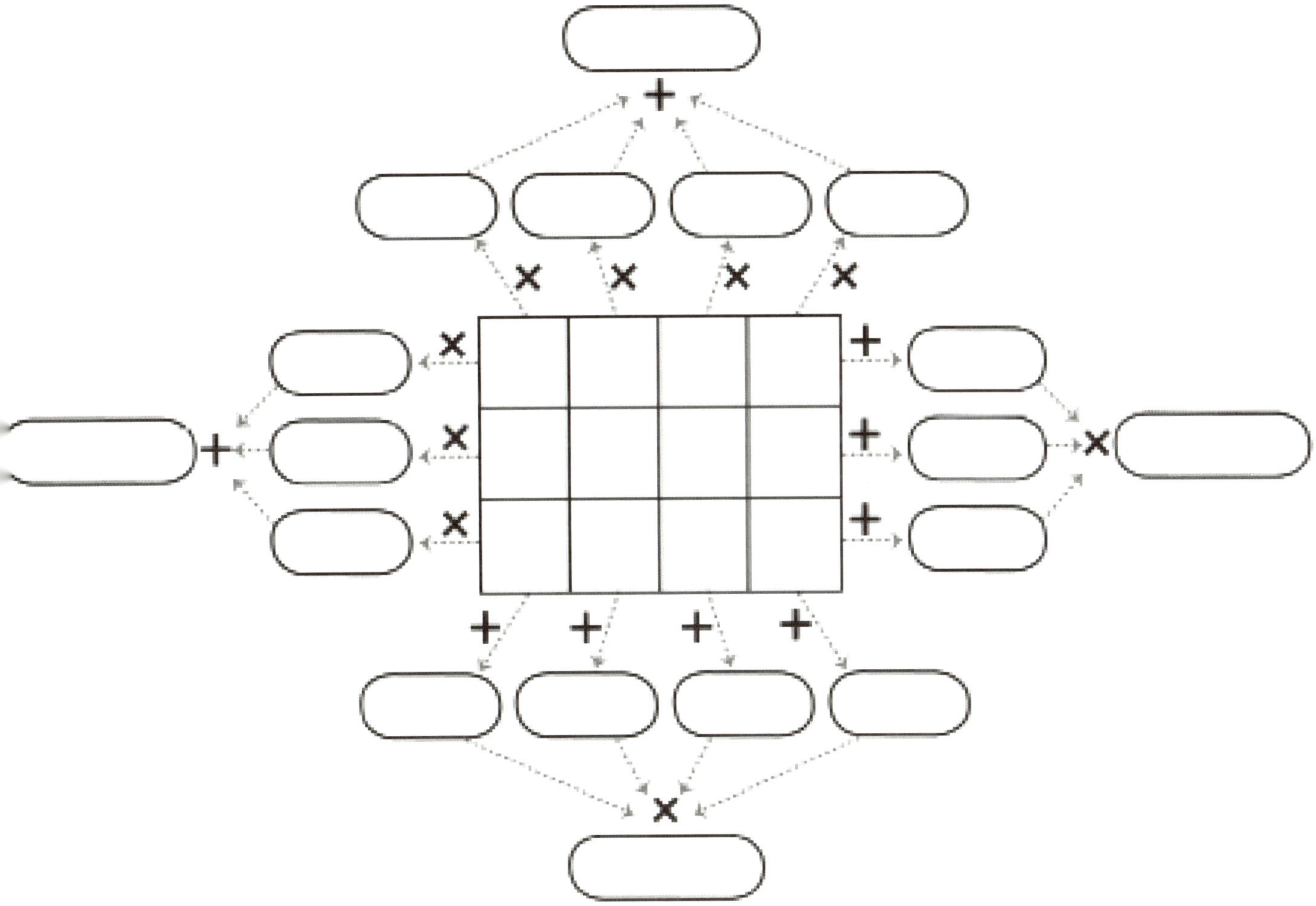

* 날짜시간 덧셈곱셈 활동방법은 4페이지에 잘 정리되어 있습니다.

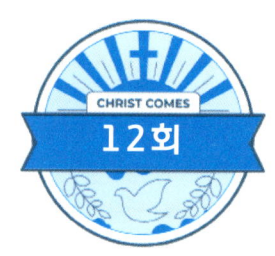

채근담 따라쓰기

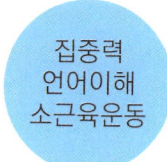

다음의 채근담 내용을 천천히 읽고, 글을 따라서 써보세요.

열 마디 말 중에 아홉 마디가 맞아도 신기하다고 칭찬하지 않으면서, 그중 한 마디라도 틀리면 원성이 사방에서 모여든다. 열 가지 계획 가운데 아홉 가지가 이루어져도 공로를 돌리지 않으면서, 그중 한 가지 계획이 실패하면 험담이 사방에서 쏟아진다. 이는 군자가 차라리 침묵할지언정 떠들지 않고, 졸렬할 척할지언정 재주를 드러내지 않는 까닭이다.

앞에 따라서 쓴 채근담의 의미를 생각하면서 다시 적어보세요.

◎ 따라 쓴 내용을 큰 소리로 읽으면서 '을'과 '를' 글자에 동그라미를 표시하고, 동그라미 개수를 세어 적어보세요.   동그라미 (   )개

◎ 표시한 동그라미 중 3개씩 선으로 이어 삼각형을 최대한 많이 만들고, 만든 삼각형 개수를 세어 적어보세요.   삼각형 (   )개

이 활동은 활동하는 사람에 따라 다른 답안이 나옵니다.

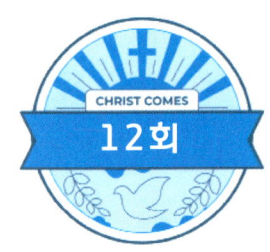

CHRIST COMES
12회

예쁘게 색칠하기

기억력
집중력
소근육운동

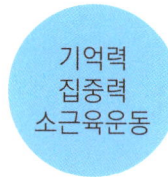

1. 옛말에 '아침 사과는 금 사과'라고 합니다. 아침에 먹는 사과는 몸을 깨워 주고 소화를 돕고, 하루를 건강하게 시작할 수 있는 좋은 습관입니다. 다음 그림을 예쁘게 색칠하며 건강한 음식에 대해 생각해 보세요.

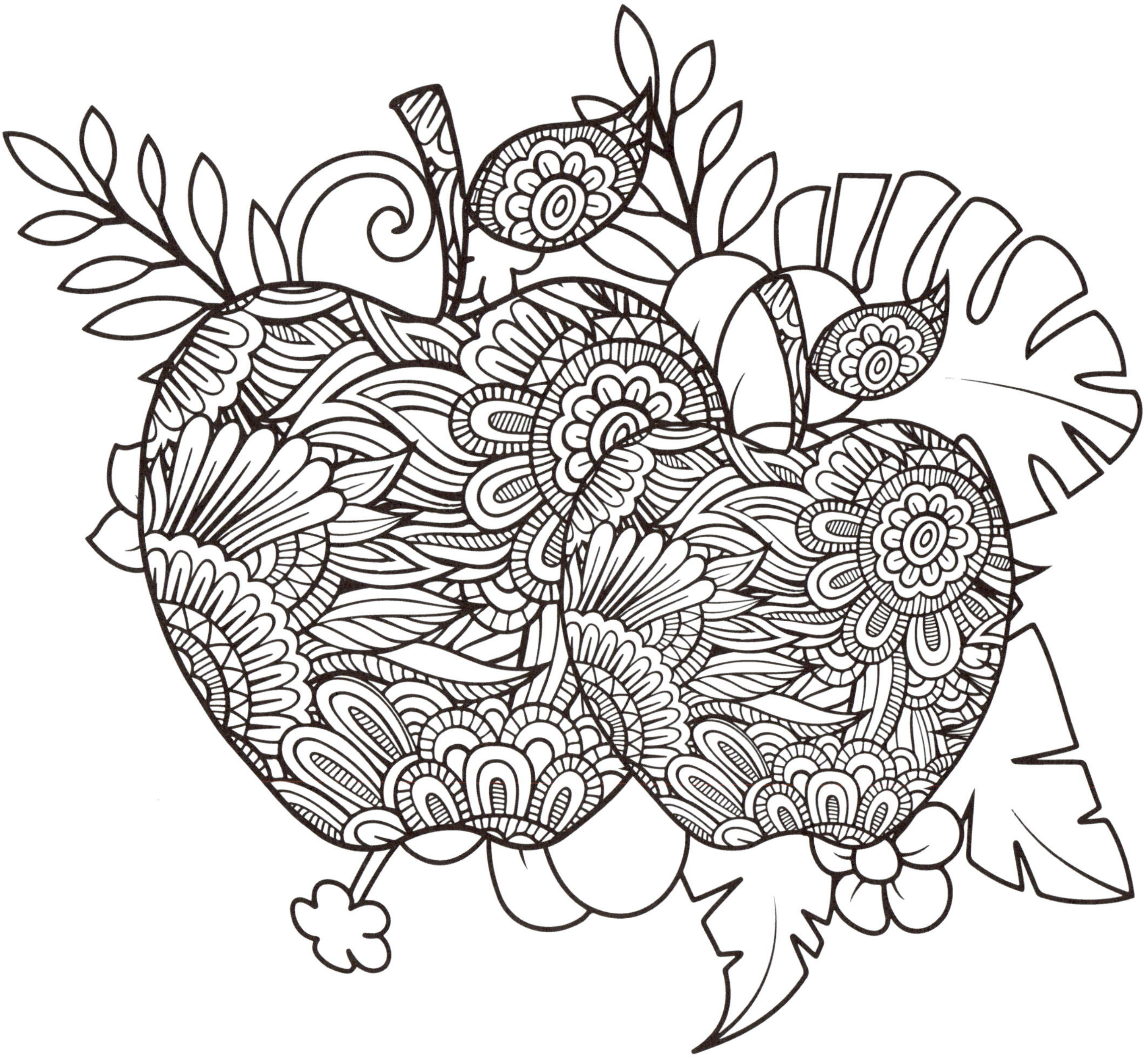

활동 예시 답안

1회 답안

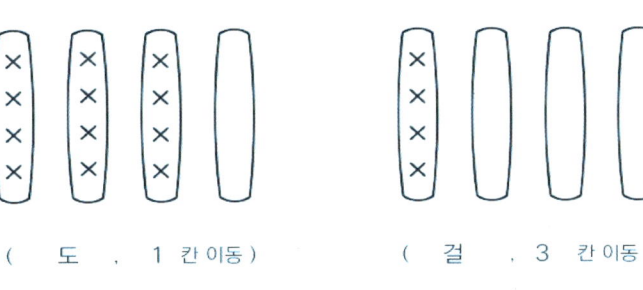

2회 답안

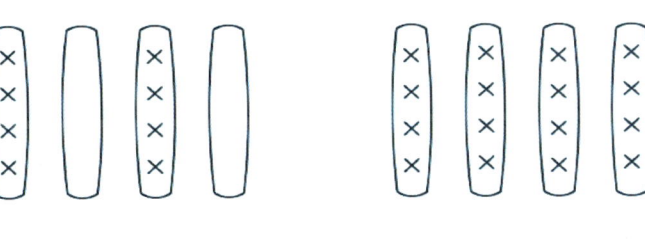

(도 , 1칸 이동)　　　(걸 , 3칸 이동)

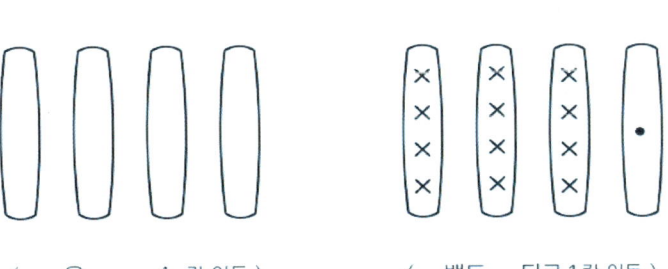

(개 , 2칸 이동)　　　(모 , 5칸 이동)

(윷 , 4칸 이동)　　　(백도 , 뒤로 1칸 이동)

55

3회 답안

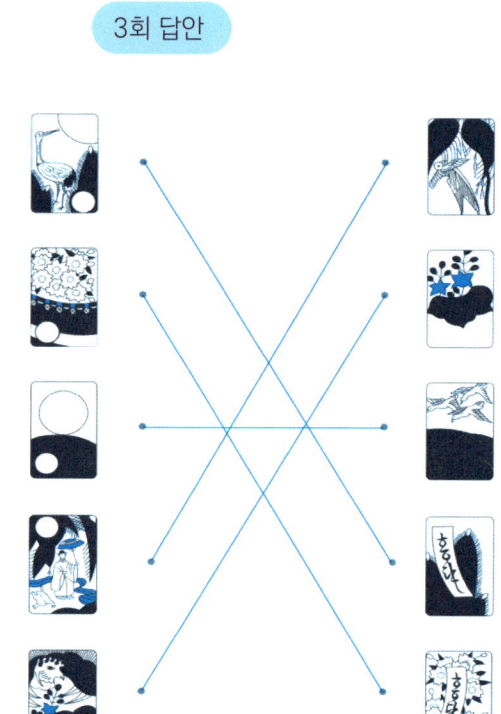

4회 답안

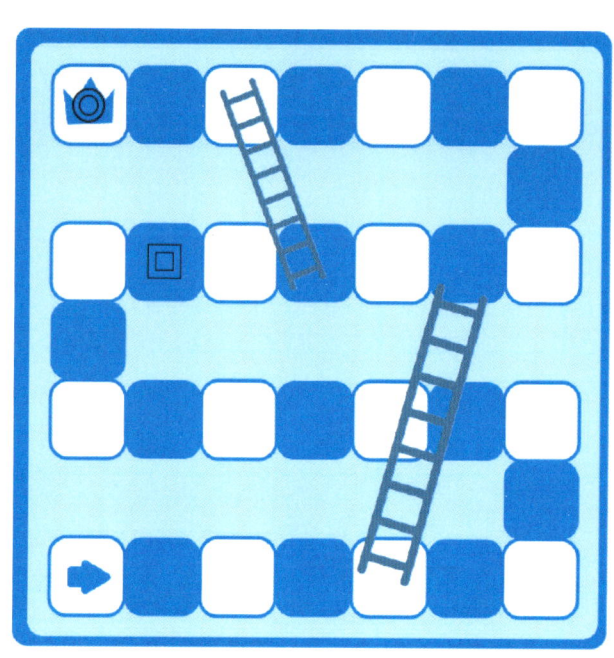

5회 답안

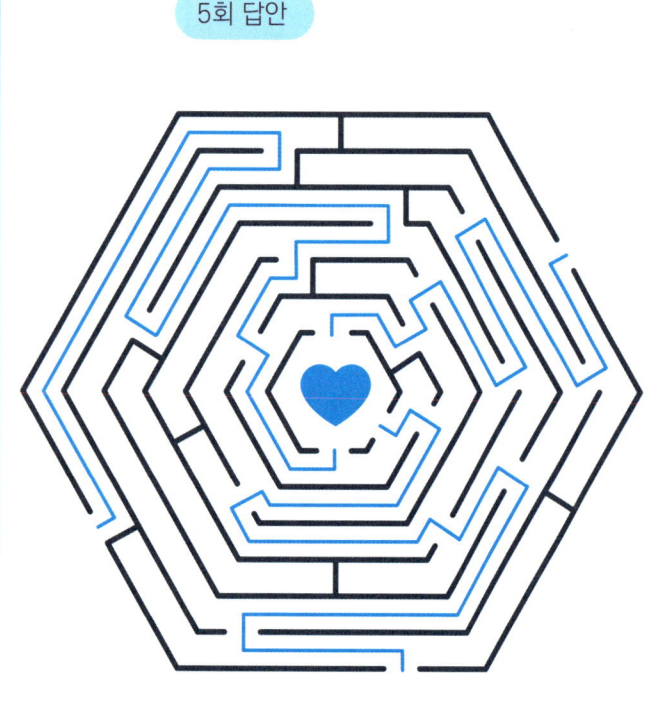

6회 답안

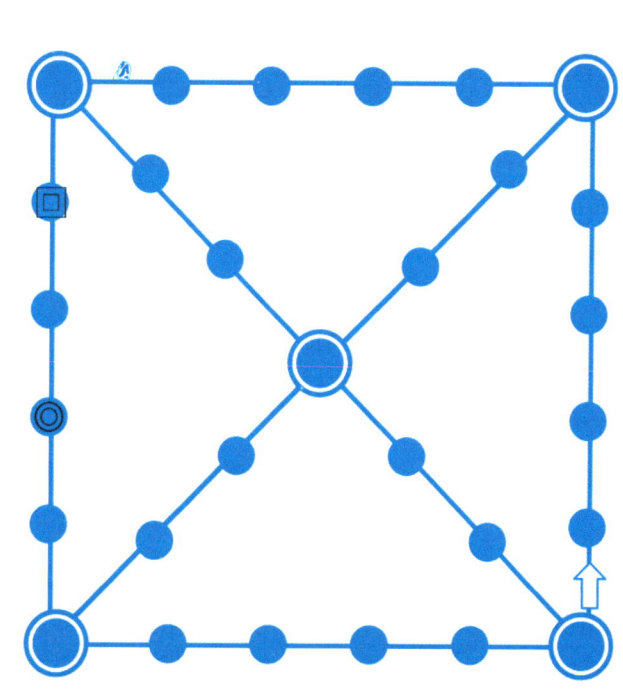

8회 답안

① 입춘 ② 경칩 ③ 춘분 ④ 청명 ⑤ 입하 ⑥ 하지
⑦ 입추 ⑧ 백로 ⑨ 추분 ⑩ 상강 ⑪ 입동 ⑫ 동지

9회 답안

거	계	줄	종	차	호	대	출
참	철	산	개	구	경	칩	일
백	로	기	술	무	화	과	편
민	화	슷	입	춘	엽	경	단
들	가	하	나	분	상	강	심
레	추	지	스	다	갯	세	월
입	미	분	생	노	래	청	례
동	지	산	양	가	구	장	명

10회 답안

① 약관(弱冠) ② 이립(而立) ③ 불혹(不惑) ④ 지천명(知天命) ⑤ 이순(耳順)
⑥ 고희(古稀) ⑦ 산수(傘壽) ⑧ 졸수(卒壽) ⑨ 상수(上壽)

치매 예방을 위한 두뇌운동 제품 소개

≪매일매일 두뇌튼튼≫ 시리즈

평소에도 평생교육 강좌를 즐겨 수강하시거나 지식/인지 수준이 높은 분들이 사용하시기 좋은 교재입니다.

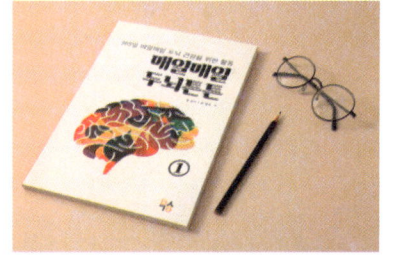 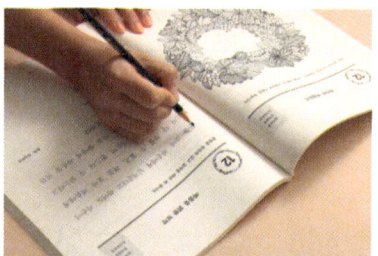 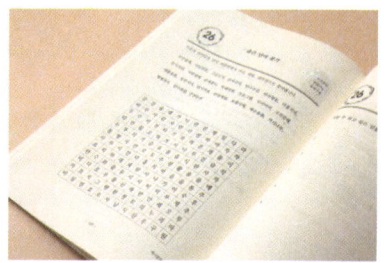

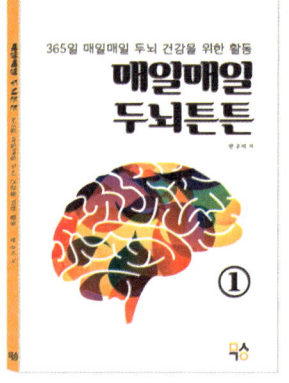 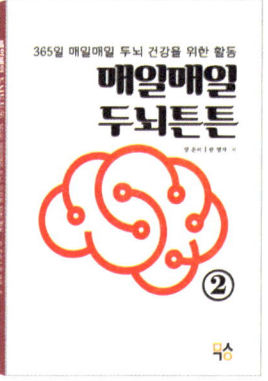 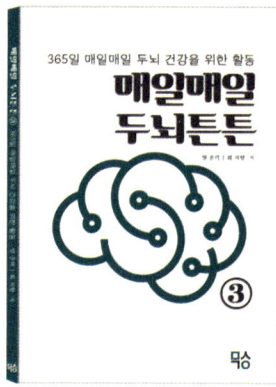 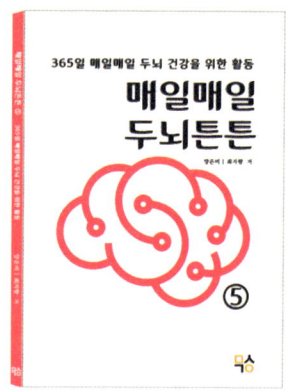

≪하기쉬운 두뇌운동≫ 시리즈

인지기능 저하 혹은 경도인지장애가 있는 분들이 치매예방 두뇌운동을 하는 데 사용하기 좋은 교재입니다.

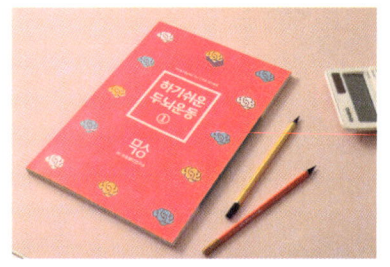 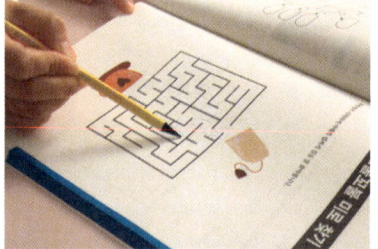 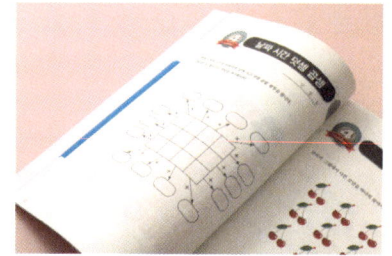

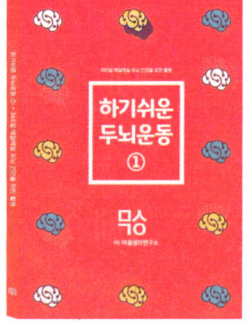 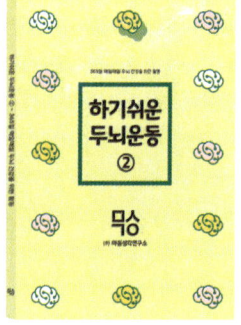 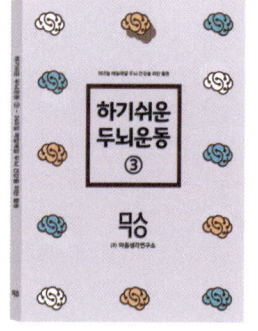 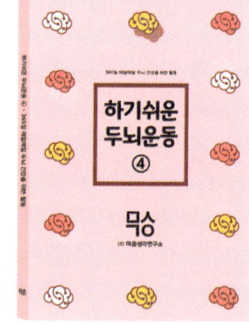

≪두뇌청춘 필사≫ 시리즈

≪두뇌청춘 필사≫ 시리즈는 어르신 돌봄자는 어르신에게 20~30분 두뇌 운동 타임을, 시니어 강사는 워크북과 신체활동을 하며 신나게 50분 수업을 할 수 있는 교재입니다.

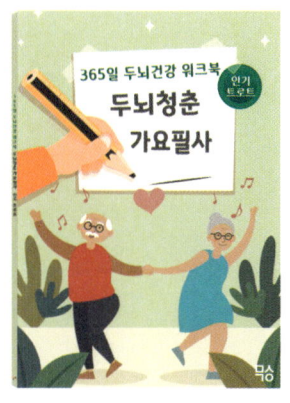 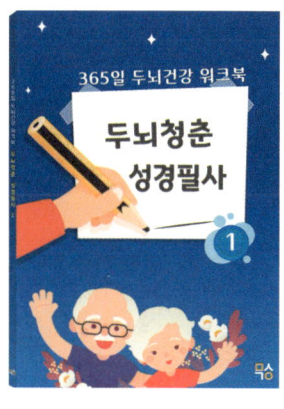 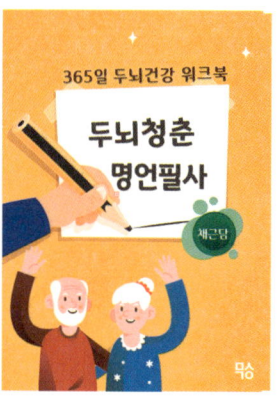

≪두뇌청춘 가요필사≫는 가요를 필사하고 노래를 부르며, 두뇌운동 문제 풀이 활동을 하면서 두뇌 운동을 할 수 있습니다.

≪두뇌청춘 성경필사≫는 성경을 필사하며, 두뇌운동 문제 풀이 활동을 하면서 두뇌 운동을 할 수 있습니다.

≪두뇌청춘 명언필사≫는 채근담 등을 필사하며, 두뇌운동 문제 풀이 활동을 하면서 두뇌 운동을 할 수 있습니다.

*모든 워크북은 교보문고, 알라딘, 예스24에서 구매할 수 있습니다.

치매 예방을 콘텐츠 제공 링크

마음생각연구소TV 유튜브 채널   마음생각연구소 홈페이지

두뇌청춘 명언필사 - 채근담 -
365일 두뇌 건강을 위한 활동

발행일: 2024년 10월 10일
지은이: (주)마음생각연구소 기획팀
발행처: 주식회사 마음생각연구소

출판등록: 제 2022-000075호
ISBN번호: 979-11-93117-05-7

주소: 서울특별시 강남구 역삼로160 9층
문의: artfutura@naver.com
홈페이지: www.mindthink.co.kr

© (주)마음생각연구소 2024
*이 책 내용의 전부 또는 일부를 재사용하려면 반드시 저작권자의 동의를 받아야 합니다.
*이 책에는 KoPubWorld 돋움체와 디올연구소가 개발한 저시력자와 노안자를 위한 '디올폰트'가 사용되었습니다.